これからの病院経営を担う人材
医療経営士テキスト

# 病院経営戦略論

経営手法の多様化と戦略実行にあたって

上級

尾形裕也

1

日本医療企画

## 『医療経営士テキストシリーズ』刊行に当たって

# 「医療経営士」が今、なぜ必要か？

　マネジメントとは一般に「個人が単独では成し得ない結果を達成するために他人の活動を調整する行動」であると定義される。病院にマネジメントがないということは、「コンサートマスターのいないオーケストラ」、「参謀のいない軍隊」のようなものである。
　わが国の医療機関は、収入の大半を保険診療で得ているため、経営層はどうしても「診療報酬をいかに算定するか」「制度改革の行方はどうなるのか」という面に関心が向いてしまうのは仕方ない。しかし現在、わが国の医療機関に求められているのは「医療の質の向上と効率化の同時達成」だ。この二律相反するテーマを解決するには、医療と経営の質の両面を理解した上で病院全体をマネジメントしていくことが求められる。
　医療経営の分野においては近年、医療マーケティングやバランスト・スコアカード、リエンジニアリング、ペイ・フォー・パフォーマンスといった経営手法が脚光を浴びてきたが、実際の現場に根づいているかといえば、必ずしもそうではない。その大きな原因は、医療経営に携わる職員がマネジメントの基礎となる知識を持ち合わせていないことだ。
　病院マネジメントは、実践科学である。しかし、その理論や手法に関する学問体系の整備は遅れていたため、病院関係者が実践に則した形で学ぶことができる環境がほとんどなかったのも事実である。
　そこで、こうした病院マネジメントを実践的かつ体系的に学べるテキストブックとして期待されるのが、本『医療経営士テキストシリーズ』である。目指すは、病院経営に必要な知識を持ち、病院全体をマネジメントしていける「人財」の養成だ。
　なお、本シリーズの特徴は、初級・中級・上級の3級編になっていること。初級編では、初学者に不可欠な医療制度や行政の仕組みから倫理まで一定の基礎を学ぶことができる。また、中級編では、医療マーケティングや経営戦略、組織改革、財務・会計、物品管理、医療IT、チーム力、リーダーシップなど、「ヒト・モノ・カネ・情報」の側面からマネジメントに必要な知識が整理できる。そして上級編では、各種マネジメントツールの活用から保険外事業まで病院トップや経営参謀を務めるスタッフに必須となる事案を網羅している。段階を踏みながら、必要な知識を体系的に学べるように構成されている点がポイントだ。

テキストの編著は病院経営の第一線で活躍している精鋭の方々である。そのため、内容はすべて実践に資するものになっている。病院マネジメントを体系的にマスターしていくために、初級編から入り、ステップアップしていただきたい。

　病院マネジメントは知見が蓄積されていくにつれ、日々進歩していく科学であるため、テキストブックを利用した独学だけではすべてをフォローできない面もあるだろう。そのためテキストブックは改訂やラインアップを増やすなど、日々進化させていく予定だ。また、執筆者と履修者が集まって、双方向のコミュニケーションを行える検討会や研究会といった「場」を設置していくことも視野に入れている。

　本シリーズが病院事務職はもとより、ミドルマネジャー、トップマネジャーの方々に使っていただき、そこで得た知見を現場で実践していただければ幸いである。そうすることで一人でも多くの病院経営を担う「人財」が育ち、その結果、医療機関の経営の質、日本の医療全体の質が高まることを切に願っている。

『医療経営士テキストシリーズ』総監修
川渕　孝一

# はじめに──本書の構成とねらい

　本書は、『医療経営士上級テキストシリーズ』の1巻であるが、同時に上級テキスト13巻全体の「序論」ないしは入門的な役割を担う内容となっている。したがって、他の上級テキストの内容と一部重なる部分が出てくることは避けられない。また、初級および中級テキストシリーズとも、カバーする範囲が一部重複することが想定される。

　こうした重複を細部にわたって取り除き、相互の内容に整合性を持たせるということも当然考えられるわけだが、ここではあえてそうした作業は行っていない。そのことの消極的な意味（言い訳？）としては、まず、そうした著者間あるいは編集者・監修者と著者間の調整が事実上困難であった、ということが挙げられる。日本全国から数多くの研究者や実務家をそろえた、これだけの野心的なシリーズの編成について、その内容の細部にわたった調整を行うことは、不可能とはいえないまでも、現実的ではない。そうした綿密な調整を行っているうちに時間ばかりがどんどん過ぎ、議論していた内容や制度的な前提が変わってしまうということが十分起こりうる。その結果できあがったテキストは（ちょうど「検定済み教科書」のように？）、細部にわたって神経が行き届き、正確無比かつ無矛盾であるが、「生きた現実」とは乖離（かいり）した、干からびた無味乾燥なものになりかねない。わが国の医療は、文字どおり「生きもの」であり、料理と同じく、素材が新鮮なうちに手際よく調理する必要がある。料理の仕方は料理人によってさまざまであろうが、その料理法の多様性の中にこそ、わが国の医療が抱えているさまざまな生きた問題が明らかになってくるものと思われる。

　本書においては、できる限りオーソドックスな経営学に立脚した議論を展開しているが、そこにある程度著者の嗜好が反映されている面があることは否めない。「教壇から自説を述べない」というのが教師の戒めるべき基本的な心構えであることはもちろんであるが、議論の取り上げ方や強弱の置き方等において著者の個性は自ずとにじみ出てくるであろう。読者諸兄は本書を含む本シリーズを通読する中で、そうした多様なニュアンスをぜひ味読していただきたい。

　本書は、全体を3部構成としている。すなわち、Ⅰ.「戦略論入門」、Ⅱ.「日本の医療の現状と課題」、Ⅲ.「医療機関の経営戦略」である。Ⅰ.「戦略論入門」では本書全体の理論的な枠組みについて説明する。ここでは、オーソドックスな経営学における戦略論（と組織論）およびその医療への適用が論じられている。あわせて、本書を読むに当たっての基本的な知識の確認のための「確認試験問題」およびその解説を冒頭に置いているので、活用して

いただきたい。続いて、Ⅱ.「日本の医療の現状と課題」では、日本の医療の現状と課題について制度・政策論的な観点から整理している。この部分は、初級テキストシリーズとカバーする範囲が重なっているところもあるが、あくまで「上級」レベルでの問題のとらえ方に心がけているつもりである。最後に、Ⅲ.「医療機関の経営戦略」では、以上の記述を踏まえて、日本の医療機関の経営戦略について、その基本的なポジショニングやリーダーシップのあり方を中心に論じている。ここでは、急性期医療と複合体経営の具体的なケースを取り上げ、病院経営戦略論のまとめとしている。さらに、最後に本書の「学習到達目標」として、「最終試験問題」およびその解説を掲載しているので、これもあわせて活用していただければ幸いである。

尾形　裕也

---

### ＊「医療経営学」と「医療管理学」

「医療経営学」に隣接する学問領域として、「医療管理学」がある。医療経営学と医療管理学は、相互に重なる部分もあり、その厳密な領域区分を行うことは困難である。しかしながら、あえてこの2つを区分するとすれば、医療管理学が組織の比較的細部にわたる日々の技術的マネジメント問題を多く対象とするのに対し、医療経営学はどちらかといえば組織全体の中長期的なマネジメントの問題を取り扱う、といったことになろう。たとえば、医療機関のオペレーション管理や具体的な人事管理といった問題は、主として医療管理学の対象になる。これに対し、本書で取り上げるような医療機関の経営戦略や組織戦略といった問題が、医療経営学の主たる対象領域である。しかしながら、これはあくまでも「あえて分けるとすれば」ということであって、実際には両者は重なる部分も多く、厳密な区分にこだわることは、あまり生産的とはいえない。本書においては、戦略論と組織論という経営学の伝統的な構成に従って、医療機関の経営問題を取り扱うこととする。

# 確認試験問題

(問1) 次の文章中の（　）に最も適当と思われる語句や数値を記入しなさい。

(1) わが国の一般病院における病床100床当たりの常勤職員数は平均すると約（　　）人程度である。そのうち最大の職種は（　　）である。

(2) いわゆる第5次医療法改正において、地域における医療の機能分化と連携体制確立に向けた主たる対象として4疾病（　　）事業が取り上げられた。4疾病とは、がん、（　　）、（　　）、（　　）のことである。

(3) 現在、一般の（高齢者や幼児等を除いた）患者の窓口一部負担は、医療費の（　　）割に設定されているが、マクロ的な国民医療費で見ると、患者負担は国民医療費総額のおおよそ（　　）％程度の水準に留まっている。これは、（　　）や公費負担医療等が存在していること、高齢者や幼児等については患者負担が軽減されていることに加えて、（　　）制度の存在が大きい。

(4) 医療法人に対する法人税率は、一般の医療法人の場合（　　）％、特定医療法人の場合（　　）％、そして（　　）の場合は、医療保健業については（　　）とされている。

(5) わが国の病院総数は現在おおよそ（　　）施設であるが、そのうち、500床以上の病院の占める比率はおおよそ（　　）％程度である。

(6) いわゆる混合診療を一部解禁しているのが（　　）制度であり、室料差額等の（　　）と、先進医療等の（　　）から成り立っている。

(7) いわゆる「複合体」は、（　　）の経済に関わる経営戦略であると考えられる。これに対して、病床規模が拡大すると（　　）が逓減し、一定の経済効率性が見られる現象は（　　）の経済と呼ばれている。

(8) DPCは、基本的に入院（　　）当たり定額の診療報酬支払い方式であるが、そのうちいわゆる（　　）部分については段階的に廃止することとされ、2010（平成22）年改定においては、その（　　）％相当が新たな（　　）係数に置き換えられた。

(問2) わが国の医療をめぐる次の文章を読んで、正しいものに○を、間違っている（適切でない）ものに×を、文末の（　　　）内に記入するとともに、誤りがある場合には、その誤りを正しなさい。

(1) 株式会社の医療機関経営への参入に関して、これまで認められたのは、保険診療の中でも高度な医療部分に限られている。　　　　　　　　　　　　　　　　　　　　（　　）
(2) 2006（平成18）年の医療制度改革において、医療保険適用型の療養病床は6年後には全廃されることとなった。　　　　　　　　　　　　　　　　　　　　　　　　（　　）
(3) 2006年の医療制度改革によって、医療法人も特別養護老人ホームの設置、運営が認められることになった。　　　　　　　　　　　　　　　　　　　　　　　　　　（　　）
(4) 介護保険制度の導入により、社会保障給付費の「医療」は、2000（平成12）年度には実額で減少している。　　　　　　　　　　　　　　　　　　　　　　　　　　（　　）
(5) わが国では、近年、無床診療所の数は減少傾向にあり、いわゆるゲートキーパーとしての役割を十分果たしていない。　　　　　　　　　　　　　　　　　　　　（　　）
(6) 老人保健施設におけるサービスに関する経費は、現在では介護保険の費用として計上されている。　　　　　　　　　　　　　　　　　　　　　　　　　　　　　（　　）
(7) わが国において、診療報酬の審査支払権限は保険者にある。　　　　　　　　（　　）
(8) 国民医療費は一般に社会保障給付費の「医療」よりも小さな額となっているが、これは主として患者一部負担の影響である。　　　　　　　　　　　　　　　　　　（　　）
(9) 日本の人口当たりの看護職員数は、他のOECD諸国と比べて、あまり遜色のない水準にある。　　　　　　　　　　　　　　　　　　　　　　　　　　　　　　　（　　）
(10) わが国においては、70歳以上の老人の1人当たり医療費は、それ以外の者の1人当たり医療費の約3倍の水準となっている。　　　　　　　　　　　　　　　　（　　）

# 確認試験問題の解答と解説

○確認試験問題は、いずれも医療（経営）に関わる基本的な知識を問う問題である。正確な基礎知識なしに、よい経営は望めない。細かい数値や制度名をいちいち覚える必要はないが、だいたいのオーダーや基本用語はおさえておきたい（ムリに覚えようとしなくても、本書をきちんと勉強すれば、この程度のことは自然に身につくはずである）。医療経営士（上級）としては、これらについて、少なくとも8割以上の正答率が望まれよう。

## ○問1の解答および解説

（1）120、看護職員〔第9項〕

　一般病院と書かれていることに注意。また、「看護職員」といえば、看護師、准看護師、保健師、助産師のすべてを含むことができる。

（2）5、脳卒中、糖尿病、急性心筋梗塞〔第26項〕

「4疾病5事業」は地域医療における基本領域と考えたい。ちなみに5事業とは、小児救急を含む小児医療、周産期医療、救急医療、災害医療、へき地医療の5つである。

（3）3、14、生活保護（医療扶助）、高額療養費〔第19項〕

　2003（平成15）年以来、一般の給付率は制度を問わず7割で統一されている。これに対して、国民医療費ベースでの患者負担がその半分以下の水準に留まっているのは、問題にあるような要因による。

（4）30、22、社会医療法人、非課税〔第32項〕

　医療法人に対する法人税率は一般の営利法人並みであることに注意。22％の軽減税率が適用になるのは特定医療法人のほか、社会医療法人の行う医療保健業以外の事業がある。

（5）8,700、5〔第24項〕

　わが国の病院数はピーク時の11,000から漸減し、すでに9,000を切っている。

（6）保険外併用療養費、選定療養、評価療養〔第30項〕

　わが国における混合診療（解禁）の仕組み（療養費払い）については十分理解しておく必要がある。

（7）範囲、平均費用、規模〔第35項〕

　これらの経営学（経済学）上の基本概念については十分理解しておく必要がある。

（8）1日、調整係数、25、機能評価〔第21項〕

　DPCとDRG／PPSの相違、最近のDPC改革の方向性等については十分理解しておく必要がある。

## ○問2の解答および解説

(1) ×、「保険診療」→「自由診療」〔第12項〕
　株式会社立医療機関の解禁は、現時点ではきわめて限られており、保険診療については認められていないことに留意されたい。

(2) ×、「医療保険」→「介護保険」〔第30項〕
　法律上は、介護保険適用型療養病床は2012（平成24）年3月末で廃止されることになっている。ただし、民主党を中心とする現政権においてはその見直しの動きがある。

(3) ×、「特別養護老人ホーム」→「有料老人ホーム」〔第32項〕
　当初は特別養護老人ホームまで広げる動きもあったが、結局これは見送られている。

(4) ○〔第18項〕
　介護保険制度の導入によって、従来医療保険でカバーしていた施設サービス（療養病床の一部、老人保健施設）および在宅サービス（訪問看護の一部）が介護保険サイドに移行したことから、2000（平成12）年度には国民医療費が実額で減少している。

(5) ×、「減少傾向」→「増加傾向」〔第24項〕
　無床診療所は増加傾向、有床診療所は減少傾向にあることに注意。

(6) ○〔第17項〕
　老人保健施設については、介護保険法制定前は、老人医療費で費用がまかなわれていたが、現在では、介護老人保健施設として位置付けられている。

(7) ○〔第21項〕
　法令上診療報酬の審査支払権限はあくまでも保険者にあることに注意。支払基金や国保連での審査は保険者から委託されたものである。

(8) ×、「小さな」→「大きな」〔第18項〕
　国民医療費は、窓口での患者一部負担を含むが、社会保障給付費では含まない。

(9) ○〔第23項〕
「人口当たり」と「病床（100床）当たり」では状況が全く異なっていることに注意。

(10) ×、「3倍」→「5倍」〔第19項〕
　いわゆる「社会的入院」等の要因により、この比率は諸外国に比べ大きなものとなっている。

# 目次 contents

『医療経営士テキストシリーズ』刊行に当たって………………………… ii
はじめに──本書の構成とねらい………………………………………… iv
確認試験問題…………………………………………………………………… vi
確認試験問題の解答と解説………………………………………………… viii

## I 戦略論入門

1. 戦略とは何か：「戦略の失敗は戦術では補えない」…………………… 2
2. 戦略と戦術──歴史的事例研究：
   戦術があって戦略がなかった日本 ………………………………… 4
3. ミッション、ビジョン、ストラテジー：
   ミッションがあいまいなところに戦略はない …………………… 6
4. 組織と戦略：「組織は戦略に従う」………………………………………… 9
5. 競争戦略論：
   「ポジショニング」と「オペレーション効率の改善」の区別 … 12
6. 差別化戦略：さまざまな差別化と医療機関経営への適用…… 14
7. PPM（プロダクト・ポートフォリオ・マネジメント）………… 16
8. 組織のあり方：組織類型の3区分 ……………………………………… 18
9. 医療機関の経営組織(1)：
   日本の医療機関における経営組織の特徴① ……………………… 22
10. 医療機関の経営組織(2)：
    日本の医療機関における経営組織の特徴② ……………………… 24
11. 医療機関の経営組織(3)：
    publicly funded and privately delivered ……………………… 26

| 12 | 医療機関の経営組織（4）：病床の状況 …………………… 28
| 13 | 医療機関の経営環境（1）：「ファイブ・フォースモデル」① ‥ 30
| 14 | 医療機関の経営環境（2）：「ファイブ・フォースモデル」② ‥ 32
| 15 | 医療機関の経営環境（3）：
医療をめぐるステーク・ホルダーの構図 ……………… 34

# II 日本の医療の現状と課題

| 16 | 日本の医療をめぐる状況（1）：社会保障と医療 …………… 38
| 17 | 日本の医療をめぐる状況（2）：国民医療費 ………………… 40
| 18 | 日本の医療をめぐる状況（3）：
国民医療費と社会保障給付費の医療 ……………………… 42
| 19 | 日本の医療の特色：需要面①（公的医療保険制度の概要）…… 44
| 20 | 日本の医療の特色：需要面②
（協会健保および高齢者医療制度）…………………………… 46
| 21 | 日本の医療の特色：需要面③（診療報酬の仕組み）………… 48
| 22 | 日本の医療の特色：需要面④（診療報酬改定）……………… 50
| 23 | 日本の医療の特色：供給面①
（資本集約的＝労働節約的な医療サービスの提供）………… 52
| 24 | 日本の医療の特色：供給面②
（医療施設体系における連続的構造）………………………… 54
| 25 | 日本の医療の特色：供給面③（民間中心の医療提供体制）… 56
| 26 | 日本の医療の特色：供給面④
（医療提供体制改革の基本的方向）…………………………… 58

| 27 | 日本の医療の特色：供給面⑤（社会保障国民会議最終報告）… 60
| 28 | 最近の医療改革の動向①：2006年医療制度構造改革の経緯… 62
| 29 | 最近の医療改革の動向②：2006年医療制度構造改革（1）… 64
| 30 | 最近の医療改革の動向③：2006年医療制度構造改革（2）… 66
| 31 | 最近の医療改革の動向④：2006年医療制度構造改革（3）… 68
| 32 | 最近の医療改革の動向⑤：2006年医療制度構造改革（4）… 70
| 33 | 最近の医療改革の動向⑥：政権交代と医療改革……………… 72

# III 医療機関の経営戦略

| 34 | 急性期医療における基本的なポジショニング……………… 76
| 35 | 慢性期医療における基本的なポジショニング……………… 78
| 36 | リーダーシップ論①：リーダーとは何か………………… 80
| 37 | リーダーシップ論②：医療機関経営とリーダーシップ…… 82
| 38 | リスク・マネジメント①：リスク・マネジメント論入門… 85
| 39 | リスク・マネジメント②：医療機関経営とリスク因子…… 88
| 40 | リスク・マネジメント③：
　　　医療機関経営をめぐるリスクの現状と課題………………… 90
| 41 | ケース・スタディ①：急性期病院経営ケース（1）………… 92
| 42 | ケース・スタディ②：急性期病院経営ケース（2）………… 94
| 43 | ケース・スタディ③：急性期病院経営ケース（3）………… 96
| 44 | ケース・スタディ④：急性期病院経営ケース（4）………… 98
| 45 | ケース・スタディ⑤：複合体経営ケース……………………… 100

| | |
|---|---|
| 最終試験問題 | 102 |
| 最終試験問題の解答と解説 | 104 |

- ＊「医療経営学」と「医療管理学」 …………………………………… v
- ＊「営利」とは何か ……………………………………………………… 2
- ＊「マクロ」と「ミクロ」 ………………………………………………… 3
- ＊ドイツと日本 …………………………………………………………… 5
- ＊ミッション、ビジョン、ストラテジー ……………………………… 7
- ＊取引費用 ………………………………………………………………… 9
- ＊ポジショニングとトレードオフ …………………………………… 12
- ＊ブランドの差別化 …………………………………………………… 15
- ＊戦略論と組織論（経営学参考書籍の紹介） ……………………… 20
- ＊患者中心の医療とモンスター・ペイシェント …………………… 31
- ＊収益率の水準 ………………………………………………………… 33
- ＊パチンコ産業30兆円論 ……………………………………………… 51
- ＊4疾病5事業 …………………………………………………………… 59
- ＊リーダーとミッション ……………………………………………… 81
- ＊マグネット・ホスピタル …………………………………………… 83
- ＊リスクと不確実性 …………………………………………………… 86
- ＊弾力性 ………………………………………………………………… 89
- ＊医療過誤、医療事故 ………………………………………………… 91
- ＊総合病院 ……………………………………………………………… 94
- ＊医療機関における独自戦略 ………………………………………… 95

# I

# 戦略論入門

1. 戦略とは何か:「戦略の失敗は戦術では補えない」
2. 戦略と戦術―歴史的事例研究:戦術があって戦略がなかった日本
3. ミッション、ビジョン、ストラテジー:ミッションがあいまいなところに戦略はない
4. 組織と戦略:「組織は戦略に従う」
5. 競争戦略論:「ポジショニング」と「オペレーション効率の改善」の区別
6. 差別化戦略:さまざまな差別化と医療機関経営への適用
7. PPM(プロダクト・ポートフォリオ・マネジメント)
8. 組織のあり方:組織類型の3区分
9. 医療機関の経営組織(1):日本の医療機関における経営組織の特徴①
10. 医療機関の経営組織(2):日本の医療機関における経営組織の特徴②
11. 医療機関の経営組織(3):publicly funded and privately delivered
12. 医療機関の経営組織(4):病床の状況
13. 医療機関の経営環境(1):「ファイブ・フォースモデル」①
14. 医療機関の経営環境(2):「ファイブ・フォースモデル」②
15. 医療機関の経営環境(3):医療をめぐるステーク・ホルダーの構図

# 戦略とは何か：「戦略の失敗は戦術では補えない」

## 1 戦略の基本―戦場からビジネス・競争の場へ

　そもそも「戦略」とは何だろうか。本項は、まずその基本をおさえるところから始めよう。医療界においても、近年、「医療機関の経営戦略」であるとか、「病医院経営戦略」といったようなテーマがさかんに議論されるようになってきた。こうした題目の本は何種類も出版されているし、また各地で開催されている「病医院経営戦略セミナー」なども盛況のようで、ご同慶の至りだ。医療機関の関係者の方々からは「本院の長期的な経営戦略をどう考えたらよいでしょうか？」などという質問もしばしば耳にするところだ。「経営戦略論」や「戦略的発想」は、医療界では今や「キャッチフレーズ」になっているといっても過言ではない。しかし、「戦略」という言葉の意味するところについては、必ずしも十分理解されているようには思えない。

　そもそも「**戦略**」あるいは「**戦術**」といった用語は、いずれも「戦（いくさ）」という文字から始まっていることからもわかるように、もともとは軍事用語であり、まさに戦争や戦闘に関する概念だった。一方、現代のビジネスについても、各企業は、市場において競合相手（敵）と競い、これに打ち勝ち、最終的な勝利を目指す（市場競争）という意味では、戦争とよく似た側面をもっている。これが、ビジネスの世界において「経営戦略」という言葉が使われるようになってきた基本的な背景であると考えられる。そういった意味では、医療機関も（わが国では**営利**＊を目的とすることこそ禁止されているが）、地域の限られた患者をめぐって相互に競合関係にあることが多く、一般のビジネスと共通した面があるといえる。特に、昨今いろいろな意味で競争環境が厳しくなってきているわが国の医療界において、「戦略」がうんぬんされるようになってきたのは、こうした事情に基づいている。

> ＊「営利」とは何か
> 「営利」とは、「利益を上げること」ではなく、上げた利益を「配当（dividend）」として出資者の間で分配してしまうことであると考えられている。この結果、株式会社立の医療機関は原則として設立できないということになる（〔第12項〕を参照）。

## 2　マクロ的「戦略」とミクロ的「戦術」

　それでは、もともとの「戦略」とか「戦術」という用語の意味するところは何だろうか。戦略論・戦術論の古典として名高いのがクラウゼヴィッツ（1780－1831）の『**戦争論**』である。『戦争論』では、「戦略」と「戦術」を明確に区別すべきことが繰り返し説かれている。以下、『戦争論』から該当箇所を引用する。

　「ここから全く種類を異にする2通りの活動が生じる。すなわち第1は、個々の戦闘をそれぞれ按配し指導する活動であり、また第2は、戦争の目的を達成するためにこれらの戦闘を互いに結びつける（組み合わせる）活動である。そして前者は戦術と呼ばれ、後者は戦略と名づけられるのである」

　「戦術は、戦闘において戦闘力を使用する仕方を指定し、また戦略は、戦争目的を達成するために戦闘を使用する仕方を指定する」（いずれも岩波文庫版より引用）

　少しわかりにくい表現だが、要するに、戦略（Strategy）とは、「戦争の全体的な目的を達成するための大きな構想」であるのに対し、戦術（Tactics）とは、「個別の戦闘を勝利に導くためのテクニック」であると考えてよいだろう。戦略が「マクロ」的な発想や構想であるのに対し、戦術は「ミクロ」的な技術であるともいえる*。

---

**＊「マクロ」と「ミクロ」**
物事を全体として巨視的に見るか（マクロ）、個別に微視的に見るか（ミクロ）という視点や方法論の相違をいい表した言葉である。マクロとミクロの区別は、物事を考えるときに、いろいろな局面で役に立つ。たとえば、ミクロ的に見て正しい命題がマクロ的には必ずしも正しくないということが現実にはしばしば起こりうる。これを「合成の誤謬」と呼んでいるが、経済や経営の問題においてはこうした発想が重要である。

---

## 3　経営において戦略と戦術は「車の両輪」

　「**戦略の失敗は戦術では補えない**」という有名な言葉があるが、両者はレベルの異なる問題であり、これを混同すると、戦争指導はうまくいかないとされている。日本軍を含む日本の組織においては、一般に、精緻な戦術を磨き上げることには熱心であり、これを得意としてきたが、大きな戦略的思考や発想をすることを軽視し、これを苦手とする傾向があるとされている（このことは多くの医療機関の経営にもそのまま当てはまるものと思われる）。しかしながら、戦争を遂行するためには、戦略・戦術はいわば「車の両輪」であり、一方で他方を代替することはできない。両方とも必要なのである。こうした戦略・戦術論は、現代の経営戦略論においても基本的な議論として広く受け入れられている。

## 2 戦略と戦術―歴史的事例研究：
## 戦術があって戦略がなかった日本

以下では、戦略論、戦術論について、具体的に歴史的な事例を引いて説明してみよう。

### 1 第2次大戦におけるドイツ（アメリカ）対日本：「グランド・デザイン」の有無

　ナチス・ドイツが第2次世界大戦に突入するに当たっては、第1次世界大戦の敗北の教訓から、「二正面作戦」は絶対に回避する、というのが基本的な戦略であった*。「二正面作戦」というのは、地理的にフランス（およびイギリス）とロシアという2大強国にはさまれたドイツが東西両面作戦を同時に遂行しなければならなくなる事態を指している。このため、ナチス・ドイツはその不倶戴天の敵ともいうべきソビエト・ロシアとまず手を握り、1939年8月に世界を震撼させた「独ソ不可侵条約」を締結し、東側の安全を確保してから、1週間後に第2次世界大戦に突入した。そして、フランス等西側を制圧した後に、1941年6月からソ連に侵攻し、独ソ戦に踏み切ったのである。この辺りまでのヒトラーの作戦はことごとく的中し、大きな「戦略」のみごとな成功事例であったといえる（もちろん、こうした侵略戦争についての善悪や当否の価値判断は別問題である）。

　これに対して、日本は1941（昭和16）年12月8日に真珠湾攻撃を敢行することによって第2次世界大戦に突入した。この奇襲攻撃の成功が華々しかったために、日本も十分な戦略を練って第2次世界大戦に臨んだと思われるかもしれない。しかしながら、実際には、基本的な国家戦略は開戦直前まで定まらず、いわゆる「北進論」（ソ連が仮想敵国）と「南進論」（英米等が仮想敵国）が長らく対立してきた。主として陸軍は北進論を、海軍は南進論を唱え、国家としての「戦争全体に関するグランド・デザイン」が欠如していた。「死中に活を求める」という、いわば「破れかぶれ」で真珠湾攻撃に突入したようなものであり、そこにはドイツの場合のような冷徹な戦略計算はなかった。日本は自ら始めた戦争をいつどのような形で終結するかという「戦争終結点」の構想すら明らかではなかった。これに対して、敵国であるアメリカはつとに「オレンジ・プラン」と呼ばれる対日戦争のグランド・デザインを描いており、現実の太平洋戦争も大筋ではそのラインに沿って進行し、終結したとされている。

　このように見てくると、日本には、ドイツやアメリカと比べると、大戦争を遂行するた

めの大きな構想、まさに「戦略」が欠けていたことがわかる。こうした基本的戦略の欠落と、それにもかかわらず一生懸命戦う「強い」日本軍兵士との間には大きなギャップがあった。

> *ドイツと日本
> ドイツと日本は、第2次世界大戦においては、「枢軸国」側の中心として戦った同盟国であった。また、戦後は両国とも「奇跡の復興・高度経済成長」を成し遂げ、豊かな社会を築き上げた点も共通している。日本の社会保障制度は、これまで基本的にドイツを手本として構築されてきた。医療保険や年金を中心とした「社会保険方式」の採用、さらに介護保険制度の導入はドイツの先行事例を意識したものとなっている。このように、ドイツと日本はいろいろな面で共通点が多く、「似たもの同士」であると考えられるかもしれない。しかしながら、第2次世界大戦に突入する際の「国家戦略」に関しては、両国の間には大きな相違があった。

## 2 兵は強いが、将は無能で同じ失敗を繰り返す

野中郁次郎他『**失敗の本質**』(中公文庫)は、戦略論や組織論を考える場合に必読の名著である。同書は、第2次世界大戦を中心とした主要な作戦における日本軍の「失敗」の原因について、詳細な経営学的、組織論的な分析を加えている。同書によれば、日本軍に対する連合軍側の評価はほぼ共通しており、それは「兵は強いが、将は無能」であり、「同じパターンの失敗を繰り返す」というものであったという。つまり、個々の戦闘においては日本兵は優秀で頑強に戦うが、戦略は稚拙で、型にはまっており、過去の失敗から学ぶこともなく、また同じ失敗を繰り返す、という厳しい評価であった。このことは、結局のところ、戦略軽視、戦術重視という日本型組織がもたらした帰結であり、「戦略の失敗を戦術(ないしは個々の戦闘)で補おう」として、失敗し続けた過程であると考えることができる。

この場合、旧陸海軍は、戦前の日本が生み出した最高・最強の組織であったという厳粛な事実に留意する必要がある。それが失敗したのであるから、問題は重大かつ深刻なのである。つまり、日本型組織、あるいは日本人の思考や発想に関わる基本的な問題がそこには含まれているということになる。旧陸海軍の失敗は決して昔の「他人事」などではないのである。

## 3 ミッション、ビジョン、ストラテジー：ミッションがあいまいなところに戦略はない

### 1 ミッション――社会に対して新たな価値を創造し、提供するために

　ミッション（Mission）とは、一言でいえば、その組織が何のためにあるのか、何を「使命」として存在しているのか、ということである。組織は組織自身のためにあるのではなく、何かをするために、その必要上生み出されたものであるはずだ。これは組織存立についての基本であり、この辺をいい加減にしていると、組織の維持自体が自己目的化し、やがては組織そのものが崩壊することにもつながる。ミッションを喪失した組織は中長期にわたって存続することはできない。医療機関などは、「人の命を救い、社会に貢献する」という明らかなミッションを有しているのだから、改めてミッションなどを考える必要はない、と思われるかもしれない。しかしながら、実はこうした一般的な、どこでも通用するミッションだけでは十分ではない。所与のミッションの上にあぐらをかき、真摯に自らの独自のミッションを追求することを怠っていると、組織は堕落、腐敗する。たとえば、近年の地方自治体の財政難の中で、廃止が決まったある赤字公立病院の院長の述懐によれば、結局のところ、病院の存続を積極的に支持したのは当該病院の従業員たちだけで、地域住民は無関心だったという。これなどは、長年にわたって地域の医療機関としてのミッションを軽視してきたツケが回った一例だといえるだろう。

　つまり、社会に対して（他者（社）では真似のできない）どのような新たな**価値**（バリュー、Value）を創造し、提供するのか、ということこそが、組織のミッションであるといえる。

### 2 ビジョン――環境変化に伴うニーズの変化に「適応」し、「進化」するために

　次に、**ビジョン**（Vision）とは、こうしたミッションに基づき、組織のあるべき姿や将来像を生き生きと目に見える形で描き出すことである。その場合、組織にとっての中長期的な環境変化をどのようにとらえるかがきわめて重要である。組織も「生き物」であり、生き続けるためには、環境変化に「適応」し、「進化」していく必要がある。社会経済の変化に伴う人々の価値観やニーズの変化とともに、医療のように制度・政策的な要因が重要

な役割を果たしている分野においては、医療政策の動向等についても一定の見識を持つ必要がある（Ⅱ.「日本の医療の現状と課題」を参照）。

## 3 ストラテジー──明確なミッションとビジョンに基づき持続可能な経営とするために

ストラテジー（Strategy）は、まさに、これまで論じてきた「戦略」に他ならない。ストラテジーは、明確なミッションとビジョンに基づいて構想する必要がある。前述した日本軍の「失敗」については、戦略ないしは戦争全体のグランド・デザインの欠如を主因として論じてきた。しかし、そうした戦略の欠如は、より根本的には、実は、ミッションおよびビジョンの問題なのである。日本を含む枢軸国側には、残念ながら、連合国側のミッションおよびビジョン（たとえば1941年の「大西洋憲章」における戦後世界についての基本構想）に替わりうるような説得的なミッションおよびビジョンは欠けていたといわざるを得ない（ナチス・ドイツの「東方生存圏」や日本の「大東亜共栄圏」では、大西洋憲章に対抗しうる説得力や規模、持続可能性が欠けていた）。どのような巧緻なストラテジーも、長期的には、それを支えるミッションおよびビジョンなしには持続可能ではなくなる。

## 4 組織戦略の基本はミッション・ビジョン・ストラテジーの"三位一体"

日本の組織においては、ミッションやビジョンは、しばしば「お題目」であるとか、「夢を語ったもの」に過ぎないとして、あまり重視されない傾向がある。戦争でいえば、日々の戦闘、戦術、せいぜい局地的・限定的な戦略については熱心だが、遠大な基本構想についての議論は敬遠される傾きがあった。医療機関においても、「理屈をこねる」のではなく、日々の診療や日常的な経営管理上の問題にひとつひとつ着実に対応することの方がはるかに大切であると考えられてきた。しかしながら、以上述べてきたように、ミッション・ビジョン・ストラテジーこそが組織戦略の基本である。ミッションがあいまいな組織が独自の戦略を生み出すことなどできないということについては肝に銘ずる必要がある。

---

＊ミッション、ビジョン、ストラテジー

近年、財団法人・日本医療機能評価機構による**病院機能評価**を受審する病院が増えてきている（2010〔平成22〕年4月2日現在、認定病院数は2,569で、全病院8,766の29.3％に相当している）。病院機能評価においては、当該病院の基本方針や経営理念等について問われることになっている。以下は、某月某日、病院機能評価を受けるこ

ととあいなった某病院の話である。いよいよ明日からサーベイヤーによる訪問審査に入るという前の晩、院長が事務部長を院長室に呼んで、一言。「ところで、ウチの病院の経営理念って何だっけ？」
これは1つの（笑えない）笑い話である。一般に、経営学、特に「リーダーシップ論」などでは、「ミッション、ビジョン、ストラテジー（MVS）」ということが強調される。この笑い話では、リーダーたる病院長は、明確なミッションやビジョンを持っていない（ということは明確なストラテジーも持っていない）ことが露呈されたということになる。

ミッション、ビジョン、ストラテジー ❸／組織と戦略：「組織は戦略に従う」 ❹

# 組織と戦略：「組織は戦略に従う」

## 1 取引費用から見た組織と市場の関係

　ここでは、組織と戦略の問題について考えてみよう。そもそも、「**組織**」とは何だろうか。企業や医療機関のような「組織」はいったい何のために存在するのだろうか。「市場」で購入できる財やサービスを、わざわざ「組織」をつくって生産するというのはどういうことなのだろうか。これはきわめて基本的かつ根源的な問いかけであるが、考え出すとよくわからなくなる問題でもある。「組織」と「市場」は、それぞれto make or to buy（作る（組織）か、買う（市場）か）といわれるように、その目的を異にする全く別個の存在だと長らく考えられてきた。しかし、本当に組織と市場とは関係ない別の物なのだろうか。

　この問題に初めて本格的な分析を加えたのが、1991年のノーベル経済学賞受賞者であるイギリス出身の経済学者ロナルド・コースであった。コースは、「**取引費用**（transaction costs）」という概念を使って、この問題に光を当てた。市場においては、さまざまな財やサービスの取引が日々行われている。その際、こうした取引には、価格や取引量の交渉、契約、検査、紛争処理といったさまざまな局面において費用（取引費用）が発生する。仮にこうした取引費用がまったくかからないとした場合には、わざわざ企業というような「組織」を設立する必要はなく、すべてをその都度必要に応じて「市場」から購入すればよい。逆にいえば、ヒト、モノ、カネ等について市場から購入する場合よりも、企業内部で調達したほうが費用が安く済む場合には、継続的な企業組織が選択される、というのがコースの「取引費用論」のポイントである＊。

---

＊**取引費用**
たとえば、医療機関の場合、さまざまなサービスについて、「**アウトソーシング**」が盛んに行われている。今日では、医療事務や窓口業務から給食、検査、清掃等幅広い分野においてサービスの外部委託が行われているのが普通だろう。これらの業務は、医療機関という「組織」内部でヒトを雇って遂行することももちろん可能である（実際、かつてはこれらのサービスは皆医療機関の内部で、「自前の」スタッフによって提供されていた）。しかし、そうせず、わざわざ「アウトソーシング」しているのは、基本

的に市場と組織（医療機関）の取引費用を考慮した結果であると考えられる。つまり、これらのサービスについて、取引費用まで考慮してもなお、市場から購入したほうが医療機関内部で提供するよりも有利であると考えられる場合に「アウトソーシング」が行われていると考えるのである。

## 2 「取引費用の節約手段」としての組織設計のポイント

　市場取引よりも組織（企業）のほうが有利になるというのはどういう場合だろうか。現実の市場や経済においては、「取引費用」をもたらすさまざまな「不完全性」が存在する。個々の人間の能力や合理性には限界があるし、経済事象に伴う不確実性や情報の偏在の問題もある。完全競争ではなく、寡占や独占的な状況もありうる。そうした「不完全性」の下では、個々の経済主体が市場と対峙するという経済学の教科書的な対応ではなく、企業のように一定のヒエラルキー（階層秩序）の下で権限が分担・行使される組織形態をとることによって、こうした「不完全性」をある程度克服し、取引費用を節約することができると考えられる。つまり、組織（企業）は、「取引費用の節約手段」としてとらえることができるということになる。

　沼上（2003）によれば、こうした組織設計のポイントは、「**分業と調整（コミュニケーション）のメカニズムの組み合わせ**」にあるという。「分業」は、アダム・スミスの古典的なピン製造の事例で示されたように、労働生産性を飛躍的に高める経済効率的なシステムである。しかし、こうした「分業」も、全体としての「調整」なしにはうまく機能しない。適材を適所に配置し、「分業」を適切に組み合わせて、組織全体としての生産性を高める必要がある。こうした「調整」を行うためには、組織内部でのコミュニケーションがきわめて重要である。医療機関の場合においても、さまざまな専門家集団がそれぞれの専門分野について「分業」する一方で、「チーム医療」として、また医療機関全体として適切な「調整」が行われる必要がある。こうした「調整」のためには、医療機関のスタッフ相互間の適切なコミュニケーションがきわめて重要である。

## 3 組織形態は戦略のあり方によって規定される

　こうした「組織」と「戦略」との間には、どのような関係が成り立つのだろうか。アメリカの経営学者であるアルフレッド・チャンドラーは、デュポン社等の経営史的な発展過程の分析を通じ、「**組織は戦略に従う**」という有名な命題（チャンドラーの命題）を導き出した。もともと火薬製造メーカーとして出発したデュポン社は、火薬製造について垂直統合戦略をとり、組織としては、集権的な職能別組織をとっていた。ところが、第1次世界大戦に

よる大発展の後、合成繊維、合成樹脂、染料、医薬品等を含む総合化学品メーカーへと脱皮する多角化戦略をとるに及んで、組織のあり方も事業部制組織へと転換していった(組織形態論については、〔第8項〕を参照)。このように、組織の形態は、当該組織のとる基本的な戦略のあり方によって規定されるというのが、「チャンドラーの命題」である。医療機関の場合についても、たとえば、その基本的な戦略が急性期入院医療に特化している場合と、慢性期の「複合体」経営を行っている場合とでは、当然とるべき組織形態も異なってくるということになる。

#  競争戦略論：「ポジショニング」と「オペレーション効率の改善」の区別

## 1 マイケル・E・ポーターの競争戦略論

　数ある経営戦略論の中でも、特に日本の医療機関経営を考えるに当たって、最も参考になると思われるのが、ハーバード・ビジネス・スクールの花形教授の1人であるマイケル・E・ポーターによる競争戦略論（いわゆる**ポジショニング論**）である。ポーター教授によれば、「戦略とは、他社とは異なる活動を伴った、独自性のあるポジションを創り出すことである」とされる[*1]。こうした「ポジショニング」の問題を考えるに当たっては、野球やサッカー等のスポーツの例を考えるとわかりやすいだろう。これらのスポーツでは、戦略的にあるポジション（位置）を取ると、同時に他のポジションを取ることはできなくなる。戦略とは、「競争上必要な**トレードオフ**（trade-off）を行うこと」である[*]。つまり、あちらを立てればこちらが立たない、というぎりぎりの二律背反的な状況（こういう状況を一般に「トレードオフ」状況という）の下での選択を行うことこそが戦略であるとされる。

　その結果、戦略については「何をするか」だけではなく、むしろ「何をしないか」ということが重要だ。ポーター教授は「戦略の本質とは、何をやらないかという選択である」とさえ述べている。つまり、戦略的意思決定とは、「あれもこれも」ではなく「あれかこれか」という究極の選択の問題なのである。このことは、しばしばこうした「競争上必要なトレードオフを行うこと」ができず、「あれもこれも」と、いたずらに診療科や診療内容を広げてしまいがちな日本の医療機関経営者にとっては、特に留意すべき点であると思われる。規模に比較して標榜診療科がやたらに多い病院をよく見かけるが、こうしたポジショニングができていない事例だといえよう。

> **＊ポジショニングとトレードオフ**
> 「ポジショニング」について野球の例でいえば、たとえば外野手は、自軍の投手の配球に基づき、あらかじめ浅く（深く）、あるいは右寄り（左寄り）に守備位置（ポジション）を変更する。イチローのように優れた外野手ほど、相手の打者の打球の筋を読んで、

---

[*1] 以下の引用は、基本的にマイケル・E・ポーター『競争戦略論Ⅰ』（1999、竹内弘高訳：ダイヤモンド社）による

> 「思い切ったポジショニング」をとるはずである。こうした戦略的な「ポジショニング」は、あるポジションをとれば、もはや他のポジションはとれないという意味で、ぎりぎりの選択であり、まさに「競争上必要なトレードオフ」であるといえる。

## 2 「戦略」と「オペレーション効率の改善」の区別

　ポーター教授によると、本来の「戦略」と**オペレーション効率の改善**とは分けて考える必要があるという。「オペレーション効率」とは、「同様の活動を競合他社よりも上手に行うこと」を意味する。つまり、さまざまな経営・管理ツールやテクニックを駆使することによって、組織の効率性を高めることである。これに対して、戦略(的ポジショニング)が意味するのは、「競合他社とは異なる活動を行うこと、あるいは同様の活動をライバルとは異なる手法で行うこと」であるとされる。オペレーション効率の継続的改善は、「卓越した収益性を実現するための必要条件である」が、十分条件ではない。オペレーション効率だけを頼りに、長期にわたって競争に勝ち残り続けることは困難である。古典的な戦略・戦術論でいえば、オペレーション効率の改善とは、戦略論ではなく、戦術論的なレベルの話であると考えられる。

　ポーター教授によれば、(バブル経済崩壊までの)1980年代における日本企業の国際的な成功は、戦略の成功というよりも、むしろオペレーション効率の改善によるところが大きかったとされる。つまり、徹底してポジショニングを考え抜いたというよりは、業務の「カイゼン」等による効率性の追求の成功だということだ。このあたりは、前にも触れた『失敗の本質』における旧日本軍の失敗の原因の分析と共通した認識であると思われる。

　医療機関経営の場合においても、こうした戦略(ポジショニング)レベルの話なのか、それとも戦術レベルのオペレーション効率の改善の話なのかについては、明確に区別する必要がある。まさに「戦略の失敗は戦術では補えない」のであって、たとえば、いくら消耗品費や光熱水費等を節約したとしても、基本的なポジショニングが誤っている医療機関の経営は早晩行き詰まってしまうことになるだろう。院長や医療機関の経営トップが考えるべきことは、鉛筆代の節約や院内の蛍光灯を消して歩くことではなく(もちろんこれらが大切でないといっているわけではない)、自院の基本的なポジショニングのあり方なのである。競争上必要なぎりぎりのトレードオフを考え抜き、自院のポジショニングについて果断に決断を下すことこそがトップのなすべき仕事である。こうした経営上の基本について、「ちりは積もっても山にはならない」という、本質を鋭く突いた言葉で表現している慧眼な病院長もいる。こうしたポジショニング論の日本の実際の医療機関経営への適用の問題については、〔第34項〕で扱う。

# 差別化戦略：さまざまな差別化と医療機関経営への適用

## 1 競争戦略の本質は差別化

　ポーター教授の競争戦略論においても述べられているように、「競争戦略の本質は差別化である」といえる。つまり、「意図的にライバルとは異なる一連の活動を選び、独自の価値を提供すること」である。以下では、こうした他社との**差別化戦略**について検討する。差別化については、製品（サービス）差別化、価格差別化、補助的サービス差別化、ブランド差別化に分けて考えることができる。

### (1) 製品（サービス）差別化

　まず、製品（サービス）差別化とは、提供する製品またはサービス本体について、ライバルとは異なる独自性を発揮し、「ライバルに差をつける」ことである。製品（サービス）差別化は、次の価格差別化とともに、企業の競争戦略における最も本質的な部分であるといえる。医療機関についていえば、医療サービス本体という中核的なサービス（コア・サービス）について、他のライバル医療機関には真似のできないサービスを顧客（患者）に対して提供することである。たとえば、救急医療について、「24時間、断らない」サービスを提供できるとすれば、現在の日本の医療の状況においては、大きなサービス差別化につながるといえるだろう。

### (2) 価格差別化

　次に、価格差別化とは、文字どおり、価格競争において、ライバルより安い価格設定を行うことである。スーパーやディスカウント・ショップ等の「安売り」や「目玉商品」が明らかに示しているように、現代の消費者にとって、商品やサービスの価格は、消費行動を決定するに当たって、最も重要な考慮事項の1つである。ライバルより1円でも安い価格設定を行おうと、企業はしのぎを削っている。一方、（少なくともわが国の）医療については、こうした価格差別化の余地はきわめて限定されていることに留意する必要がある。ほとんどの医療サービスの価格は、診療報酬という「公定価格表」によって決められている。医療機関が提供する医療サービスを「ディスカウント」することは原則として認められていない。わずかに、保険外の自由診療や、いわゆる「**混合診療**」（一連の医療サービスにつ

いて保険診療と自由診療を組み合わせること）が一部解禁されている「**保険外併用療養費**」の場合に、自由な価格設定ができるに過ぎない。この点は、企業経営と比べた場合の医療機関経営における1つの特徴であるといえる。

## (3) 補助的サービス差別化

第3に、補助的サービスの差別化とは、提供する製品やコア・サービスそのものではないが、それらに関連する補助的なサービスの提供において独自性を発揮することである。たとえば、乗用車を購入する場合、乗用車本体の性能や価格はもちろん重要であるが、それだけではなく、付帯的なサービス、たとえば、販売代理店における懇切でわかりやすい説明や購入後の手厚いアフターケアの提供といった側面も劣らず重要な考慮事項となるだろう。医療機関についても、コアとなる医療サービスそのものではないが、たとえば病室や診察室における環境や雰囲気、内装といったアメニティのあり方、提供される食事の内容と質、外来待ち時間を快適に過ごす工夫、さらには効率的な会計システム等、さまざまな補助的なサービスのあり方に工夫を加えることで、他の医療機関との差別化を図ることができる。上述したように、特に価格差別化の余地が小さいわが国の医療機関においては、本体サービスを補完する補助的サービスの位置付けは重要であると考えられる。

## (4) ブランド差別化

最後に、ブランドの差別化である*。「ブランド」とは、もともと家畜の区別をするために捺した焼印のことを指す言葉だったが、今日では、マーケティングにおいて、商品やサービスの有する無形の超過収益力、のれんの力といったような意味合いで広く使われるようになった用語である。消費者は、確立されたブランドを信用して、その名を冠した商品やサービスを優先的に購入しようとする。医療機関についても、何らかの形で名声が確立され、「ブランド医療機関」とみなされることの効果は大きい。そうした「ブランド医療機関」は、患者を引き付けるだけではなく、同時にそこで働こうとする優秀な医師や看護職等の専門スタッフを引き付ける力も有することになる（いわゆる「**マグネット・ホスピタル**」。〔第37項〕を参照）。そしてそのことが、実際に提供される医療サービスのさらなる差別化をもたらす。ブランドには、それがうまく機能している場合には、こうした好循環をもたらす効果があるといえる。

---

**＊ブランドの差別化**

「ブランド医療機関」の効果は大きいが、一方、日本では、意外にそのサイクルは短いということにも留意する必要がある。現時点で「ブランド病院」として名声が確立されているように見える病院であっても、それは高々この2、30年（せいぜい50年？）ほどの話であって、10年もあれば病院の「面目を一新」することは十分可能なのである。

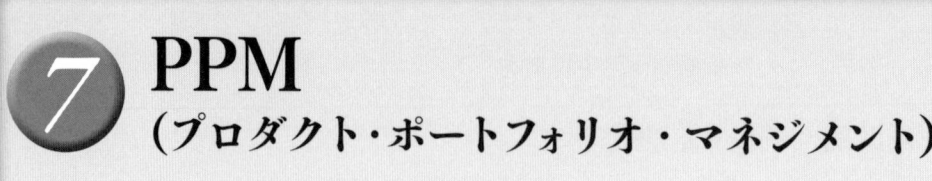

## 1 ライバルよりもより速く、より大きく

　世界的に有名なコンサルティング企業であるボストン・コンサルティング・グループは、1960年代に、ある製品の累積生産量が拡大すると、その平均総費用（当該製品1単位当たりの生産に要するトータルコスト）が逓減するという一種の経験則を発見した。こうした経験の蓄積がコストの低下をもたらす現象は「**経験効果**」と呼ばれている。経験効果は、自動車や半導体、航空機から長距離電話、エアコン、電気カミソリに至る幅広い製品・サービス分野において妥当することが確認されている（また、日常的な常識や実感にも合っているだろう）。

　仮にこうした経験効果によってトータルコストの逓減が図れるとすれば、企業がとるべき戦略としては、いかにライバルよりも速やかに経験（＝累積生産量）を蓄積するかということになる。すなわち、ライバルに対して、より大きな「マーケット・シェア」を獲得することこそが戦略上の最重要課題だということになる。

## 2 市場成長率と市場シェアをメジャーとするPPMの活用

　ボストン・コンサルティング・グループは、この経験効果概念をさらに洗練させた形で、「**プロダクト・ポートフォリオ・マネジメント（PPM）**」という分析ツールを開発した。PPMにおいては、SBU（戦略事業単位）と呼ばれるまとまりのある事業分野ないしは対象製品・ブランドの単位を設定する。PPMの基本的な枠組みは図1に示したとおりである。横軸にはSBUに関する当該企業の市場におけるシェアを、縦軸には市場全体の成長率をとっている。ただし、横軸は、通常とは逆に、原点に向かって市場シェアが大きくなるような方向に目盛がとられていることに留意する必要がある（縦軸は、通常どおり、原点から遠ざかるほど市場成長率が大きくなるようにしている）。

　この市場成長率と市場シェアをメジャーとする2次元のマトリックスにおいて、4つのセルが区分され、それぞれに独特の名称が付与されている。すなわち、市場が高成長で、マーケット・シェアも高い「花形（スター）」、市場は低成長だが、シェアは高い「金のなる木」、市場は高成長なのにシェアが低い「問題児」、そして、市場が低成長で、マーケット・シェ

アも低い「負け犬」である。

　PPMは、単純化した形ではあるが、当該企業(医療機関)の事業がどういう位置にあるのかを明確に示すことができ、戦略分析においてよく使われるツールである。一般に「負け犬」のセルに落ち込むことをできる限り回避して、図1に示したように、花形→金のなる木→問題児→花形という「成功の循環」を目指すべきであるとされている。医療機関の場合、当該医療機関の所属する(二次)医療圏ないしは診療圏において、当該SBUの市場成長率と市場シェアをプロットして見ると、とるべき戦略の方向性が視覚的に明らかになってくる。図2には、ある医療法人グループ(〔第45項〕を参照)にPPMを適用した事例を示している。

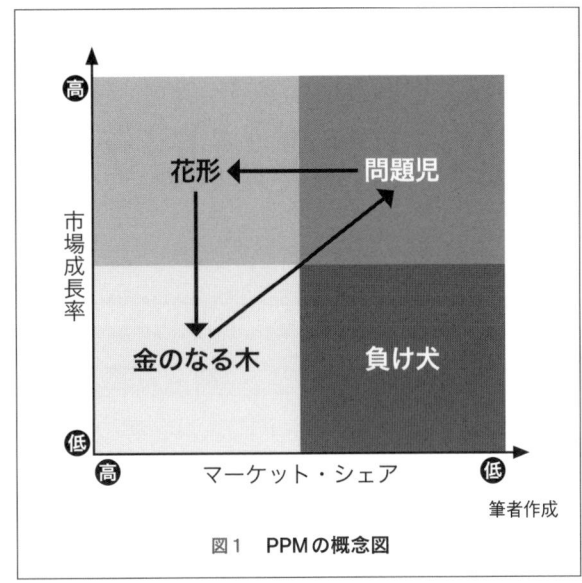

図1　PPMの概念図

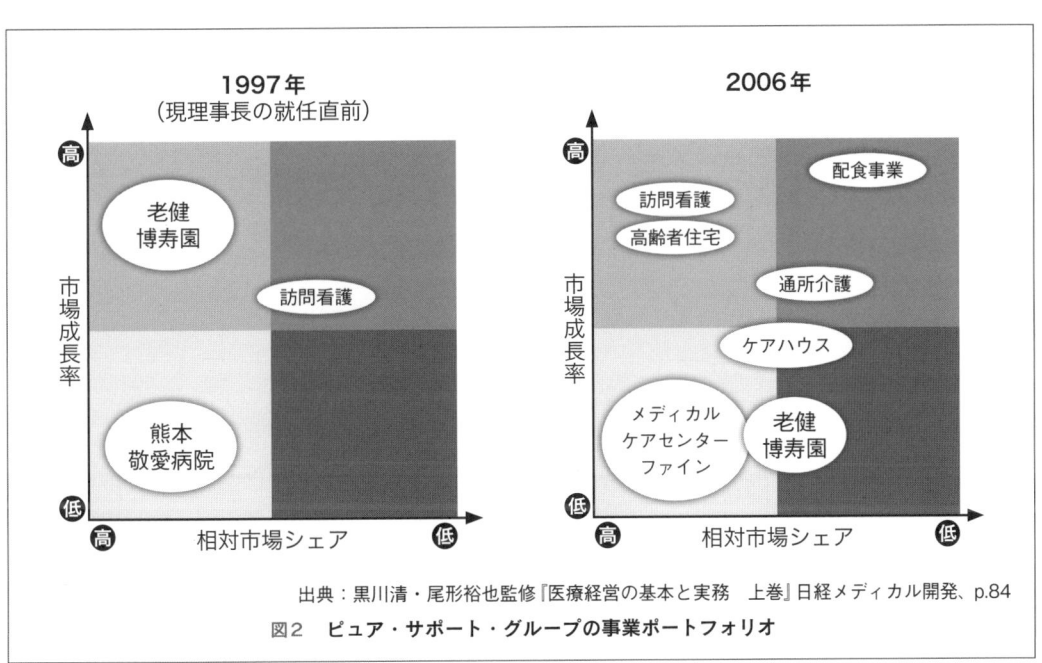

出典：黒川清・尾形裕也監修『医療経営の基本と実務　上巻』日経メディカル開発、p.84
図2　ピュア・サポート・グループの事業ポートフォリオ

##  組織のあり方：組織類型の3区分

### 1 職能別(制)、事業部制、マトリックス、それぞれの組織の特色

　経営組織構造のあり方に関しては、次の3つに分けて考えるのが一般的である。すなわち、「**職能別(制)組織**」、「**事業部制組織**」および「**マトリックス組織**」である。以下、それぞれの特色について検討する。

#### (1) 職能別(制)組織

　職能別(制)組織(functional organizations)とは、図3に示したように、トップ・マネジメントの意思がミドルを経て末端(ボトム)にまで伝達される、タテの指揮・命令系統が直線的に貫かれた組織形態である。職能別組織は組織の基本形であり、指揮・命令系統が一元的で単純であるとともに、メンバーの責任・権限も明快であるという長所がある。その一方で、権限が上位に集中し、トップ・マネジメントの負担が過重になったり、ボトム・アップの情報伝達がうまくいかないといった短所もあるとされている。病院なども伝統的には、事務部、診療部、看護部、医療技術部といった職能別組織の形態をとるケースが多かったといえる。

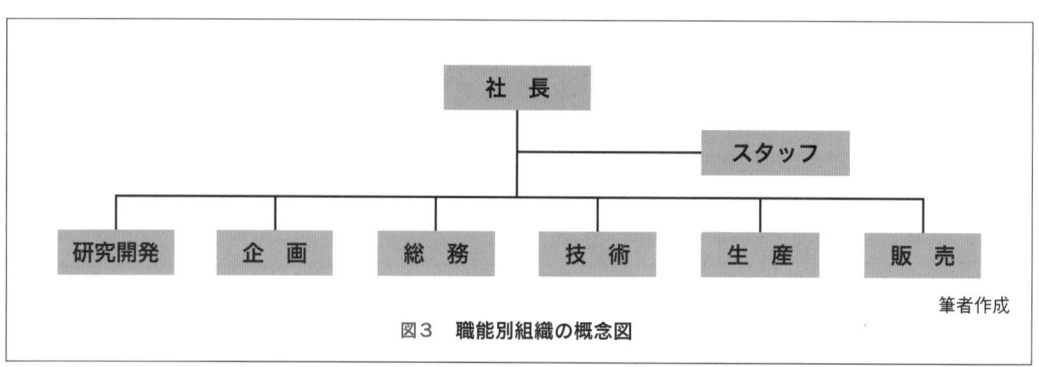

図3　職能別組織の概念図　　　　　筆者作成

#### (2) 事業部制組織

　**事業部制組織**(divisional organizations)とは、図4のように、事業部(division)を単

位とする組織形態である。事業部については、製品別、地域別、顧客別等、関連性の高い領域を束ねた独立性や自律性の高い部門によって構成されている。図4でいうと、A、Bという2つの事業部内にそれぞれ研究開発、企画、総務から生産、販売に至る各担当部門が存在することになる。各事業部は、それぞれの担当事業領域については、独立した企業組織のように行動することができ、独立採算制が採用されることも多い。事業部制組織の長所としては、事業分野ごとに機動性のある事業展開が可能になることや、トップ・マネジメントが全社的な戦略に専念できること、また事業部の長を経験させることで将来の経営トップの養成に資することができること等が挙げられる。一方、短所としては、事業部ごとの独立性の高さがタテ割りの弊害を引き起こしやすいことや、組織が複雑なので職能別組織に比べて費用がかさむこと等が挙げられている。病院についても、近年、臓器別のセンター制や、複合体経営等では施設別の独立採算制をとるところが出てきており、これらは事業部制的な発想に基づくものであると考えられる。

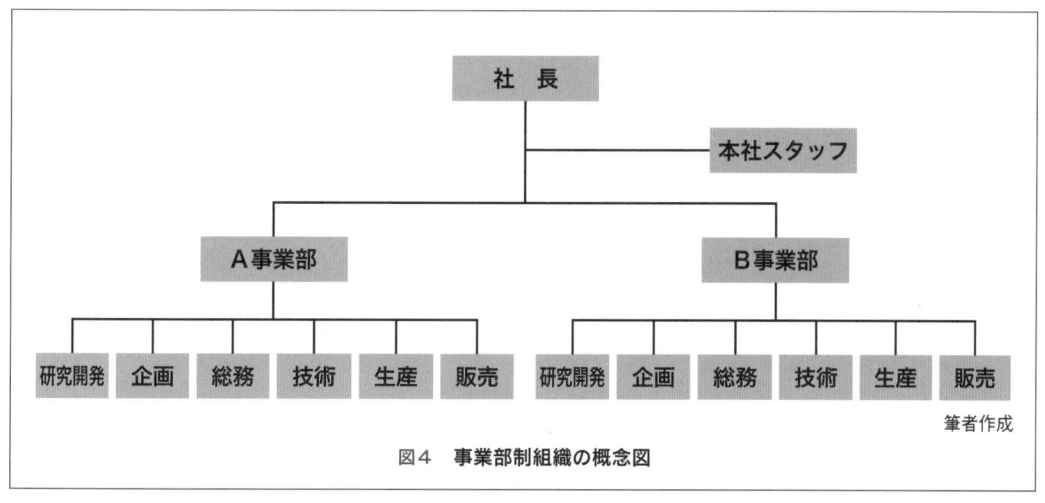

図4　事業部制組織の概念図

## (3) マトリックス組織

**マトリックス組織**（matrix organizations）とは、以上のような職能別組織と事業部制組織とを融合させた組織形態である。図5は、職能と事業を交差させた2次元のマトリックス組織の概念図である。図5では、事業部別のヨコのラインと職能別のタテのラインが交差した形態となっている。マトリックス組織の長所としては、職能別組織と事業部制組織の両方のメリットを追求することができるという点が挙げられる。しかしながら、このことは、同時に、「二兎を追う」結果、「あぶはち取らず」に陥る可能性や指揮・命令系統の二元化や手続きの複雑化をもたらすといった短所にもつながっている。病院の臓器別センターなどでも、診療部や看護部といった職能別組織を残している場合には、マトリック

ス組織の一種であるということができる。

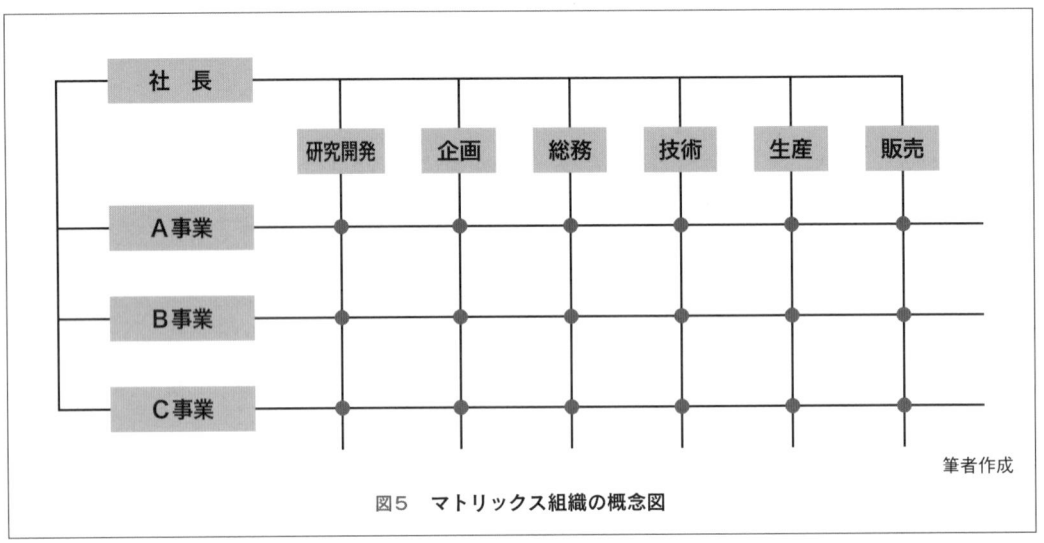

図5　マトリックス組織の概念図

## 2　戦略に応じた形態の組織こそ強い

　これらは、経営組織構造に関する基本的な類型であるが、どれか特定の形態が最も優れているということではない。それぞれの形態には一長一短がある。「組織は戦略に従う」というチャンドラーの命題に従えば、それぞれの組織がとろうとしている戦略に応じて、それにふさわしい組織形態というものが考えられることになる。医療機関経営の場合も同様であって、事業部制やマトリックス組織が「流行」だから採用する、といったようなことでは組織は機能しない。あくまでも個々の医療機関の戦略なりポジショニングがどこにあり、その戦略実行にふさわしい組織形態は何なのかということを詰めて考える必要がある。

＊戦略論と組織論（経営学参考書籍の紹介）
本書においては、「医療機関経営戦略論」として、「戦略論」と「組織論」という経営学における2大分野を融合させた形で論じている。しかしながら、限られた紙数の制約もあり、これらの両分野について十分な議論が展開できているとは必ずしも言えない面があることも事実である。ここでは、これらについてさらに学習を深めたいと思われる読者のために、経営学に関する参考書籍をいくつか紹介しておこう。以下は、近年刊行された比較的入手しやすいと思われるものを中心とした文献紹介である。

●入門書
○岩崎夏海『もし高校野球の女子マネージャーがドラッカーの『マネジメント』を読んだら』ダイヤモンド社（2009）
ご存知「もしドラ」である。ドラッカーの名著に触発され、野球部という非営利（？）組織が変貌していく様子が小説仕立てで興味深く描かれている。これを読んだら、次はぜひドラッカーの原著に取り組んでいただきたい（こちらも面白いはずだ）。
○沼上幹『組織戦略の考え方―企業経営の健全性のために』ちくま新書（2003）
新書版ではあるが、組織と戦略の問題や組織が陥りがちな諸問題を活写した好著である。「官僚制は悪」というような「常識」がみごとにくつがえされていることなど、「目からうろこ」と感じる読者も多いだろう。
○三品和広『経営戦略を問いなおす』ちくま新書（2006）
戦略論について、定性的記述のみならず定量的データも駆使した説得力ある議論が展開されている。上記『組織戦略の考え方』とあわせて読むと、組織論、戦略論についての展望が開けてくるだろう。
○日本経済新聞社編『やさしい経営学』日経ビジネス人文庫（2002）
第一線の研究者、経営者17人によるオムニバス形式の経営学入門書。講義形式でひと通りの戦略論、組織論を学ぶことができる。

●教科書
○伊丹敬之・加護野忠男『ゼミナール経営学入門』日本経済新聞社（2003）
1989年の刊行以来すでに3版を数える定評ある経営学のテキストである。600ページを超える大著であるが、これをマスターすれば、経営学の入門レベルとしては十分と言えるだろう。
○榊原清則『経営学入門（上）（下）』日経文庫（2002）
上記『ゼミナール経営学入門』より、量的にももう少し気軽に読めるテキストとして勧めたい。組織論と戦略論について、きちんと整理して解説しているので、理解しやすいだろう。

●その他
○三枝匡『経営パワーの危機―会社再建の企業変革ドラマ』日経ビジネス人文庫（2003）
トップマネジメントや戦略経営のあり方を小説仕立てで解説した興味深い著作。

# 9 医療機関の経営組織（1）：日本の医療機関における経営組織の特徴①

わが国の医療機関の経営組織については、次のような諸特徴がある。

## 1 基本的には職能別組織形態

〔第8項〕で説明した経営組織の基本的な3つの類型のうち、一般の医療機関については、やはり最も基本的な組織形態である職能別組織をとっているものが多い。診療部、看護部、事務部といった伝統的な部局制は、それぞれの職能の相違によって組織を構成しているものであり、職能別組織であると考えられる。しかしながら、近年、規模の大きな急性期病院については、心臓血管センターや脳卒中センター、消化器病センター、呼吸器センターといった「臓器別センター制」をとっているところも出てきている。また、いわゆる複合体の場合には、異なる医療・介護施設や法人ごとに独立採算制をとり、これらを複合体本部が統括している形態もとられている。こうした場合には、一種の事業部制ないしはマトリックス組織がとられているものと考えることができる。

## 2 多種類、多様な「有資格者」専門職集団：タコツボ化と求心力の欠落の危険性

医療機関に勤務する職員のうち、事務職や看護助手等を除けば、その多くは、国家資格ないしは都道府県知事資格を有する専門職である（表1）。事務職についても、近年、診療情報管理士（社団法人日本病院会）や診療報酬請求事務能力認定試験による認定（財団法人日本医療保険事務協会）等、国家資格ではないが、それに準ずるような資格を持った職員が増えている。1つの組織の中にこれだけ「有資格者」をそろえたものは珍しく、そこに医療機関経営組織ならではの諸特徴が生ずることになる。

1つは、いわゆる「**タコツボ化**」の危険である。「タコツボ化」とは、タコがタコツボを好んでその中に身を潜めるように、組織もそれぞれの有資格の種別ごとに、たとえば医師は医師だけ、看護師は看護師だけ、薬剤師は薬剤師だけで、閉鎖的で居心地のよいグループを作り、誰も組織全体のことを考えなくなるような現象のことをいう。こうなると、組織は、個々のタコツボに都合のよい「**部分最適**」な意思決定はできても、「**全体最適**」な意

思決定はできなくなり、非効率がはびこることになる。医療機関の経営者は、常にこうした「タコツボ化」を避けるべく、組織の「風通し」をよくするよう心がける必要がある。

　第2に、有資格者については、一般に、その組織特有の技能や労働（これを「企業特殊：firm-specific」な技能・労働という）のウェイトが低いといわれる。医師や看護師、薬剤師等に求められる基本的なスキルはどこに行っても基本的に共通であり、特定の医療機関に特有の部分は（ないわけではないが）相対的に小さい。その結果、これらの職員の潜在的な雇用流動性は、他の資格を持たない職員に比べて高いと考えられる。下世話にいえば、これらの有資格者は「つぶしがきく」のであり、組織に対する忠誠心（ロイヤリティ）は相対的に低く、提示される条件によっては他の医療機関へ転職することをいとわないというのが一般的である。したがって、医療機関の経営者としては、いかにして、こうした組織に対する忠誠心が一般的にあまり高くないと考えられる有資格者の集団を統合して、求心力を高めていくかが、重要な課題ということになる。

表1　病院の100床当たり常勤換算従事者数（2008年10月）

| 職種 | 総数 | 一般病院 | 精神科病院 |
|---|---|---|---|
| 医師 | 11.7 | 13.3 | 3.3 |
| 歯科医師 | 0.6 | 0.7 | 0.1 |
| 薬剤師 | 2.6 | 2.9 | 1.2 |
| 看護師 | 39.6 | 43.7 | 18.0 |
| 准看護師 | 10.6 | 10.0 | 13.9 |
| 診療放射線技師等* | 2.3 | 2.8 | 0.2 |
| 臨床検査技師等** | 3.0 | 3.5 | 0.4 |
| 栄養士*** | 1.5 | 1.5 | 1.1 |
| その他 | 38.2 | 40.6 | 26.0 |
| 合計 | 110.0 | 118.8 | 64.1 |

＊診療エックス線技師を含む　＊＊衛生検査技師を含む　＊＊＊管理栄養士を含む

出典：厚生労働省「平成20年病院報告の概況」より作成

# 10 医療機関の経営組織（2）：日本の医療機関における経営組織の特徴②

## 1　リーダーシップの重要性：医師・歯科医師の優越的地位

　これまで述べてきたような医療機関経営組織の特徴を踏まえれば、医療機関においては、特に「**リーダーシップ**」が重要であるということになる。伝統的には、医療機関の組織の統合の象徴として、医師および歯科医師に対して優越的な地位が認められてきた。たとえば、医療法第10条によれば、病院または診療所の管理者は、臨床研修を修了した医師または歯科医師とされている。また、同法第46条の3では、医療法人の理事長は、原則として医師または歯科医師である理事の中から選出されることとなっている（ただし、都道府県知事の認可を受けた場合は、医師・歯科医師でない者が理事長になることもできることとされている。医療法第46条の3は、いわゆる「富士見産婦人科事件」を踏まえる形で導入された規定であるが、その後、この規定は基本的に維持されつつ、運用は弾力的になってきている）。

　これらの規定は、基本的に医師および歯科医師に対して、医療機関経営におけるリーダーの役割を期待しているものといえる。上述したような多種多様な有資格の専門職集団で構成された医療機関の組織を運営するに当たっては、わが国の医療法制上最も大きな権限と責任を付与された専門職種である医師および歯科医師が、管理者あるいは法人理事長としてこれを引っ張っていくこととされているわけである（リーダーシップ論については、〔第36項〕、〔第37項〕を参照）。

## 2　看護職の位置付け

　後述するように、日本の病院は、諸外国に比べ、病床当たりの人員配置がきわめて手薄であることが大きな特徴である。表1を見ると、病院総数では、病床100床当たり110人の人員配置となっている。また、いずれにせよ、職員のうちでは、看護職員（看護師＋准看護師）が圧倒的な多数を占めていることがわかる。たとえば、一般病院では、看護職員数は病床100床当たり53.7人であり、全職員118.8人の45％強を看護職員が占めていることになる。こうした中で、近年ようやく看護職員を副院長に登用する病院も出てきたが、全病院の中ではいまだに少数に留まっている。かつて日本の企業においては、人事・労務

担当部門は、「出世コース」の1つであったといわれている。「日本型経営」の要である人事・労務管理は、企業にとって死活的な重要性を有する分野であった。

そうした観点からすれば、病院組織においてこれだけ多数の専門家集団を率いる看護職のトップに対して副院長職が充てられるのはしごく当然のことであるように思われる。院長経験者の中には、看護職員を副院長に充てることが病院の経営改善にもつながると主張する人もいる。病院経営における看護職員のモチベーション(やる気、志気)の重要性を考えれば、これは肯ける主張であると思われる。

## 3　大学医局との関係

わが国の医療機関の経営組織のあり方を考える上で依然として無視できないのが、大学医局との関係である。病院の医師の人事に関しては、長い間、実質的に大学医局といわゆる「関連病院」との間で取り決められ、動かされてきた。いわゆる「大学医局による市中病院支配」の構図である。こうした他の分野では考えられないシステムが長く続けられてきたのは、その背景に、①医師の生涯雇用保障システムとしての医局の役割、②医療技術移転、技術伝播の仕組みとしての医局制、③大学と拮抗しうるような組織の少なさ、④学位授与システムとしての医局制、といった諸要因があったものと考えられる。

しかしながら、2004(平成16)年度から導入されたいわゆる「**臨床研修必修化**」によって、こうした状況には大きな変化が起こってきている。研修志望医と研修病院との間の自由な「マッチング」によって、臨床研修病院が決定されるシステムが導入されたことによって、臨床研修の状況は大きく変わった。臨床研修先は従来の大学病院中心から、市中の臨床研修病院と大学病院がほぼ拮抗する状況となっている(2009〔平成21〕年度には制度の見直しが行われたが、マッチング結果実績では、市中の臨床研修病院50.3%に対し、大学病院49.7%となっている)。このことが、大学病院側の地域病院への「派遣医師引上げ」につながり、いわゆる「医師不足」や「医療崩壊」をもたらしている一面もあることは事実であろう。こうした点も含めて、大学医局と市中病院との関係は以前に比べ流動的になってきているといえる。

# 11 医療機関の経営組織(3): publicly funded and privately delivered

## 1 日本の医療提供体制の現状

わが国における医療機関の開設主体別施設数を表2に示した。これを見ると、病院、診療所いずれについても、「民間」のウェイトがきわめて高いことがわかる。医療法人立と個人立とをあわせると、病院総数の70.5％、診療所総数の83.7％に達している。病床数のシェアでは、国公立や公的病院のほうが民間病院よりも規模が大きい施設が多いので、民間のシェアはもう少し下がるが、それでも民間病院が過半を占めている状況には変わりはない（表3）。ちなみに、医療法人立病院の平均病床数は150床弱、個人立病院は90床強の規模なのに対し、公的医療機関や社会保険団体等の病院は250～300床レベルであり、国立病院機構や国立大学法人等の病院の平均病床数は400床を超えている。（もちろん例外はあるが）日本の医療提供体制の現状においては、「民間中小病院」という言い方は、ある程度リアリティがある表現であることがわかる。

表2　開設主体別医療施設数（2008年10月）

| 開設主体 | 病院 | 一般診療所 |
|---|---|---|
| 国 | 276（3.1％） | 589（0.6％） |
| 公的医療機関 | 1,320（15.0％） | 3,743（3.8％） |
| 社会保険関係団体 | 122（1.4％） | 665（0.7％） |
| 医療法人 | 5,728（65.1％） | 34,858（35.2％） |
| 個人 | 476（5.4％） | 48,067（48.5％） |
| その他* | 872（9.9％） | 11,161（11.3％） |
| 総数 | 8,794 | 99,083 |

＊公益法人、学校法人、社会福祉法人等
出典：厚生労働省「平成20年医療施設（動態）調査の概況」より作成

## 2 課題は組織統治における内部管理体制の明確化

〔第25項〕において後述するが、わが国の医療については、基本的に「財政は公的に」、しかし「医療サービスの供給は民間を主体に」実施されてきているといえる（**publicly funded and privately delivered**）。こうした民間の医療機関経営組織が中心になって日本の医療提供体制を支えてきたことは、わが国の医療提供のあり方に対して、ミクロ、マクロ両面において、大きな影響を与えている。

医療機関の経営組織（3）：publicly funded and privately delivered ⓫

表3　開設主体別病床数（2008年10月）

| | 病床数 | | 対前年 | | 構成割合（％） | | 1施設当たり病床数 |
|---|---|---|---|---|---|---|---|
| | 2008年 | 2007年 | 増減数 | 増減率（％） | 2008年 | 2007年 | |
| 病院 | 1,609,403 | 1,620,173 | △10,770 | △0.7 | 100.0 | 100.0 | 183.0 |
| 　国 | 119,962 | 123,208 | △3,246 | △2.6 | 7.5 | 7.6 | 434.6 |
| 　公的医療機関 | 343,604 | 338,200 | 5,404 | 1.6 | 21.3 | 20.9 | 260.3 |
| 　社会保険関係団体 | 35,857 | 36,357 | △500 | △1.4 | 2.2 | 2.2 | 293.9 |
| 　医療法人 | 851,188 | 847,587 | 3,601 | 0.4 | 52.9 | 52.3 | 148.6 |
| 　個人 | 43,708 | 49,061 | △5,353 | △10.9 | 2.7 | 3.0 | 91.8 |
| 　その他 | 215,084 | 225,760 | △10,676 | △4.7 | 13.4 | 13.9 | 246.7 |
| 一般診療所 | 146,568 | 155,143 | △8,575 | △5.5 | 100.0 | 100.0 | 12.7 |
| 　国 | 2,266 | 2,301 | △35 | △1.5 | 1.5 | 1.5 | 10.0 |
| 　公的医療機関 | 2,899 | 2,931 | △32 | △1.1 | 2.0 | 1.9 | 12.4 |
| 　社会保険関係団体 | 30 | 42 | △12 | △28.6 | 0.0 | 0.0 | 6.0 |
| 　医療法人 | 93,342 | 95,470 | △2,128 | △2.2 | 63.7 | 61.5 | 14.0 |
| 　個人 | 46,428 | 52,673 | △6,245 | △11.9 | 31.7 | 34.0 | 11.0 |
| 　その他 | 1,603 | 1,726 | △123 | △7.1 | 1.1 | 1.1 | 12.8 |

＊1　2007年の「その他」には、地方独立行政法人が含まれており、2008年は「公的医療機関」に計上した。
＊2　一般診療所の「1施設当たり病床数」は、有床診療所に対する数値である。
出典：厚生労働省「平成20年医療施設（動態）調査の概況」より作成

　こうした「民間」主体の医療機関経営組織については、その**ガバナンス**（組織統治）のあり方が近年問われるようになってきた。そして、2008（平成20）年の医療制度改革（第5次医療法改正）において、医療法人の「内部管理体制の明確化」として、医療法人の理事、監事、社員総会、評議員会等の機能の明確化を図る改正が実施されている。医療機関のガバナンスの実態についてはまだよくわかっていない点も多い。今後、その情報開示とともに、実態に関する調査研究が進展し、evidenceに基づいた政策が展開されることが期待される。

# 12 医療機関の経営組織（4）：病床の状況

## 1 急性期医療に力点を置く公的病院と地域医療の多様な機能を担う民間病院

　表4に、開設主体別・病床種別の病床数のウェイトを示した。これを見ると、いくつかの特徴が見てとれる。国や公的医療機関、社会保険団体といった公的な色彩が強い開設主体が設置運営している病院においては、一般病床の割合が非常に高く、9割前後を占めていることがわかる。これに対して、医療法人や個人立の病院においては、一般病床、療養病床、精神病床はいずれも25〜40％近いシェアを占めており、公的な病院の場合のように一般病床が圧倒的な地位にあるわけではない。このことは、公的な病院が救急医療を含む急性期医療に力点を置いている場合が多いのに比べ、民間病院はそれぞれの地域において多様な機能を担っている可能性があることを示唆している。経営組織上は、民間病院は、複数の種類の病床を有していたり（**ケア・ミックス**）、さらには隣接する介護や福祉施設等を有する複合体組織をとっている場合が相対的に多いことが推測される。

　わが国の医療については、**非営利原則**がとられているため、株式会社立の医療機関は原則として認められていなかった（医療法施行以前から株式会社立であった医療機関については例外的に認められてきた）。近年の規制改革の動きの中で、構造改革特区において、自由診療の高度な医療に限って株式会社立医療機関の設立が認められたが、実績は1件に

表4　開設主体・病床種別病院病床数（2008年10月）

| 開設主体 | 総数 | 一般病床 | 療養病床 | 精神病床 |
|---|---|---|---|---|
| 国 | 119,962（7.5％） | 89.5％ | 2.0％ | 6.8％ |
| 公的医療機関 | 343,604（21.3％） | 86.0％ | 5.1％ | 7.5％ |
| 社会保険関係団体 | 35,857（2.2％） | 94.7％ | 3.4％ | 0.8％ |
| 医療法人 | 851,188（52.9％） | 35.6％ | 32.7％ | 31.5％ |
| 個人 | 43,708（2.7％） | 37.7％ | 37.1％ | 25.0％ |
| その他 | 215,084（13.4％） | 71.0％ | 19.4％ | 16.7％ |
| 総数 | 1,609,403（100.0％） | 56.5％ | 21.1％ | 21.7％ |

出典：厚生労働省「平成20年医療施設（動態）調査の概況」より作成

医療機関の経営組織（4）：病床の状況 ⑫

留まっている。

## 2　5つに区分される病床の特徴

　病床は、基本的に、精神病床、感染症病床、結核病床、療養病床、一般病床の5つに区分されている。療養病床は、その名のとおり、主として長期にわたり療養を必要とする患者を入院させるための病床である。療養病床は従来医療保険適用型と介護保険適用型の双方があったが、2006（平成18）年の医療制度改革において、介護保険の適用は2012（平成24）年3月末をもって廃止されることになった。これは、医療の必要性が低いと考えられる者を入院させているケースが多い介護保険適用型療養病床を居住系サービスに転換させようとする政策であり、複合体の経営戦略および経営組織のあり方に大きな影響を与える可能性がある。病院における療養病床数の推移は図6に示したとおりであるが、2003（平成15）年以降ほぼ横ばいとなっていることがわかる。しかしながら、2009（平成21）年9月に政権交代によって登場した民主党を中核とする新政権においては、療養病床の削減等は当面凍結されることとなっており、今後その政策の動向が注目される。

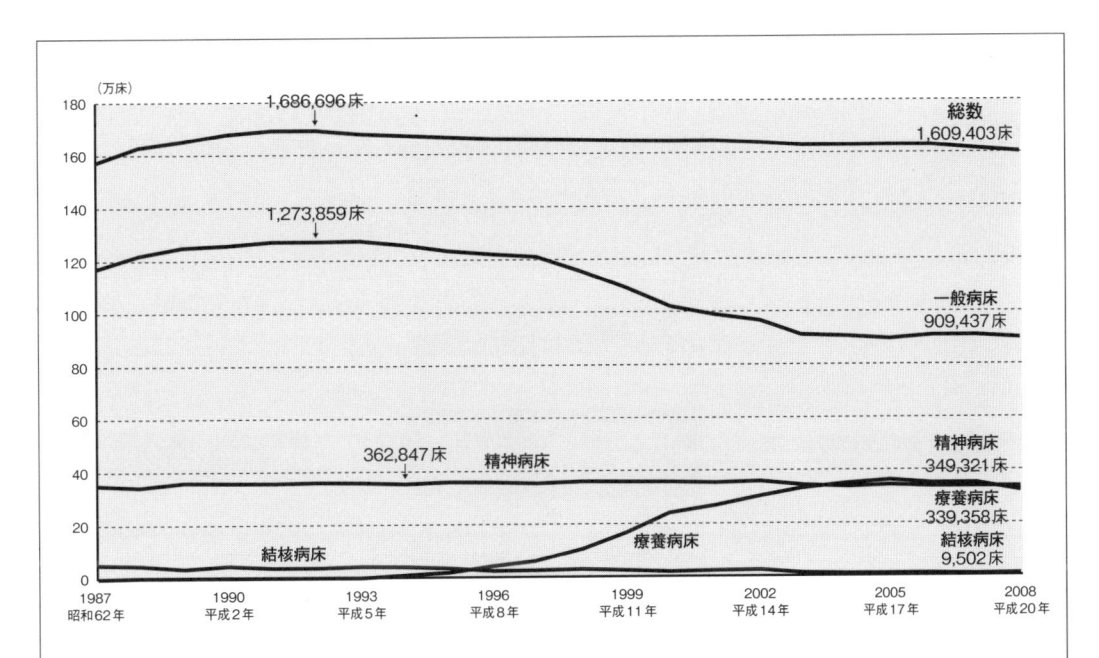

＊1　「一般病床」は、1987（昭和62）年〜1992（平成4）年は「その他の病床」であり、1993（平成5）年〜2000（平成12）年は「その他の病床」のうち「療養型病床群」を除いたものであり、2001（平成13）・2002（平成14）年は「一般病床」及び「経過的旧その他の病床（経過的旧療養型病床群を除く）」である。
＊2　「療養病床」は、平成12年までは「療養型病床群」であり、平成13・14年は「療養病床」及び「経過的旧療養型病床群」である。

出典：厚生労働省「平成20年医療施設（動態）調査の概況」より作成

**図6　病床の種類別にみた病院病床数の年次推移**

# 13 医療機関の経営環境(1)：「ファイブ・フォースモデル」①

## 1 業界の最終的な収益力の水準や競争状況を決定する5つの力

　世の中には、さまざまな業界がある。高い利益を上げ、好況を享受しているように見える業界もあれば、利益が上がらず沈滞しているように見える業界もある。ある業界における競争の状況、さらにはその業界の最終的な収益力の水準を決定する要因に関しては、図7に示したマイケル・E・ポーター教授による「**ファイブ・フォース（5つの力）**」論が有名である。

　5つの力とは、図7で右回りの順番に、①新規参入の脅威、②顧客の交渉力、③代替製品・サービスの脅威、④供給業者の交渉力、そして⑤既存の競合企業どうしの競争である。ポーター教授によれば、ある業界の構造は、これらの5つの基本的な競争要因で表現されるという。一般に、これらの5つの力が強い（弱い）ほど当該業界の収益性は低い（高い）と考えられる。5つの要因が合わさった力がどれくらい強いかは業界によって異なり、したがって平均的な収益性も業界によってさまざまであるということになる。

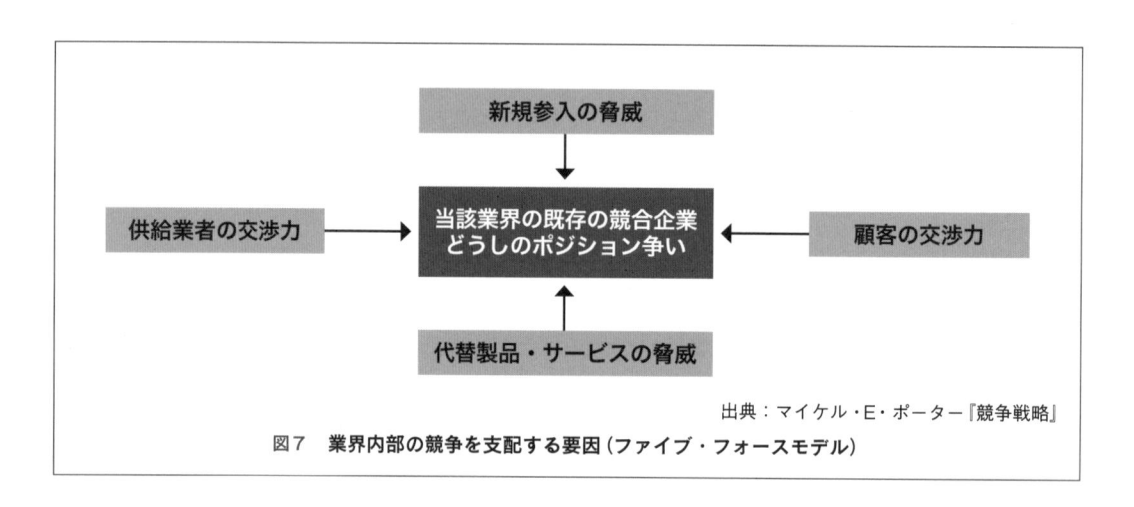

出典：マイケル・E・ポーター『競争戦略』
図7　業界内部の競争を支配する要因（ファイブ・フォースモデル）

## 2 参入障壁が高く、顧客交渉力が弱い日本の医療業界

　以上のような「ファイブ・フォース」モデルを日本の医療の現状に当てはめて考えてみ

ると、どうなるだろうか。

　まず、「新規参入の脅威」であるが、医療については、他の産業に比べ、制度的な参入障壁が高いことが大きな特徴の1つである。わが国においては、営利企業の参入は原則として禁止されているし（例外的に一部厳しい限定付きで「特区」において認められている）、医療計画による病床規制等、結果的に既存の医療機関を保護し、新規参入の規制につながっている措置が多い。こうした規制の是非についての議論はしばらくおくとしても、少なくともわが国の医療については、「新規参入の脅威」が、他の産業に比べて大きくないということは事実であろう。

　第2に、「顧客の交渉力」である。一般に、医療の場合、他の産業と比べて、顧客の交渉力は相対的に弱いと考えられる。医療サービスの「買い手」は、個々の患者や消費者であり、医療サービス提供側との間のいわゆる**情報の非対称性**による情報のギャップはきわめて大きい。近年の医療制度改革等を通じて、ようやく情報開示、情報提供を通じた患者による医療機関の選択が推進されるようになってきている。また一部には「モンスター・ペイシェント」と呼ばれるような行き過ぎた問題事例すら起こってきている*。しかしながら、一般的には、消費者が最終的な意思決定権者であるという「**消費者主権**」が当然の前提であるような他産業と比べた場合、医療における顧客の交渉力は決して強いとはいえないだろう。

---

**＊患者中心の医療とモンスター・ペイシェント**

「患者中心の医療」ということがよくいわれる。英語でいうと、文字どおり「Patient Centeredness」ということになる。最近の欧米の医療政策や医療経営に関する論述においては、しばしば使われる用語である。従来の伝統的な医療は、「黙って、俺（医師等）についてこい」的な、パターナリスティック（家父長制的）な性格が色濃かったことは確かだろう。これに対して、あくまでも医療サービスの受け手である患者の立場を第1に考えるというのはまっとうな考え方であるように思われる。しかしながら、それも、「何でも患者のいうとおりにしろ」とか「泣く子と患者には勝てぬ」ということになると、明らかに行き過ぎだろう。そうしたことを踏まえて、近年、「患者中心の医療」という用語ではなく、「患者との協働医療」を打ち出している病院も出てきている。

## 14 医療機関の経営環境(2):「ファイブ・フォースモデル」②

前項に引き続き、「ファイブ・フォース」モデルの日本の医療への適用について述べよう。

### 1 「代替製品・サービスの脅威」の影響は大きくない

第3のフォースは、「代替製品・サービスの脅威」である。もともと医療サービスを代替しうる製品やサービスの範囲と内容は限られており、完全に代替できるような性質のものではない。たとえば、医療の代替製品・サービスの例としては、各種の**OTC薬**(医師の処方箋を必要としない市販薬:Over-the-counter drugs)や代替医療、健診等の予防的なサービス、さらには健康食品、サプリメントといったものが考えられる。これらは確かに一面では医療サービスを代替する側面を有しており、医療機関で受診するよりも、多少費用はかかっても、こういった製品やサービスのほうが気楽に購入や消費ができるという人も多いだろう。しかしながら、これらが本格的な医療サービス(たとえば入院、手術等)を代替できるような性質のものではないことは明らかだ。少なくとも今のところ、これらの製品やサービスが既存の医療サービスに直ちに取って替わりうるような重大な脅威になっているとはいえないだろう。

### 2 相対的な力関係で決まる「供給業者の交渉力」

第4に、「供給業者の交渉力」である。ポーター教授は、供給業者の交渉力が強くなる場合として、供給業者側の産業組織が供給先となる業界よりも少数の企業に集約化されている場合や供給される製品・サービスの独自性が強かったり、差別化されている場合等を挙げている。これらの事情は、ある程度まで、医薬品や医療機器等のメーカーについては当てはまるかもしれない。国際的に事業展開しているような巨大な医薬品・医療機器メーカーは、診療所や中小病院等に比べ、相対的に「集約化」され、製品の独自性や差別化の度合いも大きく、強い交渉力を有している場合が多いだろう。一方、給食、清掃、滅菌サービスをはじめとするその他の多くのいわゆる医療関連サービスの供給業者については、むしろ零細で製品差別化もあまりないものが多いと考えられる。こうした場合には、逆に、買い手である医療機関(特に大病院等)のほうが相対的に交渉力が強いという事態が十分

医療機関の経営環境（2）：「ファイブ・フォースモデル」②

考えられる。全体として、医療における「供給業者の交渉力」に関しては、「ケースバイケース」であるといえよう。

## 3　病床過剰に伴う「競合どうしのポジション争い」

　最後に、当該業界内の「既存の競合企業どうしのポジショニング争い」であるが、これは医療の場合にもある程度存在するものと考えられる。1980年代後半以降は、医療計画による病床規制が実施されてきているとはいっても、全体として日本の病床数は諸外国と比べ依然として相当多い状況にあることは、後述するとおりである。また、全国の2次医療圏の過半は病床過剰医療圏であり、地域的には厳しい競争に直面している医療機関も少なくない。かつてのように自院が立地する市場環境についてのマーケティングをまったく無視したような医療機関経営は次第に困難になってきているといえる。

## 4　医療業界の収益性は相対的に高い水準に維持されている可能性が高い

　以上、マイケル・E・ポーター教授による「ファイブ・フォース論」の基本的な分析枠組みにしたがって、わが国の医療サービスに関する基本的な競争要因のあり方について検討してきた。そこから得られる結論としては、供給業者の交渉力や業界内のポジション争い等の要因はあるものの、全体として見れば、医療機関経営をめぐる基本的な競争要因は、他産業と比べ、相対的にそれほど強いものとはいえないということであった。このことは、医療業界の収益性を、相対的に高い水準に維持する可能性が高いということを示唆している。医療機関の収益率を他の産業と厳密に比較可能な形で示すことには種々の技術的な制約があり、難しい面があるが、一般にこれまでは診療所や慢性期医療等の分野ではかなりの水準の収益率を挙げることが可能であったといわれている*。

> ＊収益率の水準
> わが国の医療機関の相対的な収益率水準に関しては、中央社会保険医療協議会の医療経済実態調査に基づき、健康保険組合連合会が実施した調査研究がある（健康保険組合連合会『医療機関の経営分析に関する調査研究：平成15年度』）。それによると、「分析対象医療機関は、依然として高い収益性や安定性を維持している。特にその他立診療所は収益性、安定性ともに高く、各産業におけるフラッグシップ的トップ企業と比較しても遜色のないレベルを維持している」ということであり、医療機関の相対的な収益率水準は他産業に比べて遜色のないものであることを示唆している。

# 15 医療機関の経営環境（3）：医療をめぐるステーク・ホルダーの構図

## 1 医療機関の経営をめぐるステーク・ホルダーの相互関係

　医療機関の経営をめぐっては、さまざまな「**ステーク・ホルダー**」(stakeholder：利害関係者)が登場する。それらの相互に利害の異なるステーク・ホルダーの間における複雑かつダイナミックな相互依存関係として、医療は展開する。図8は、そうした複雑な相互依存関係について、わが国の状況を簡略化した概念図で示したものである。以下では、この簡単な図を手がかりに、医療をめぐるさまざまなステーク・ホルダーについて概観してみよう。

　医療サービスの需要・供給における最も基本的な関係は、いうまでもなく、①の患者と医療機関との関係である。患者の医療サービスに対するニーズに対して、医療機関は実際に患者を診察し、必要な医療サービスを提供する。その対価は、一部は患者自身の支払う一部負担によってまかなわれるが、大部分は「**診療報酬**」として、保険者から支払われる（②）。ただし、実際の診療報酬については、審査支払機関（支払基金および国保連）による審査を経た上で、支払われている。保険者はこの支払の主要な原資を、保険料として被保険者から徴収する（③）。被保険者は、保険者から被保険者証を交付され、保険給付の適用を受ける。

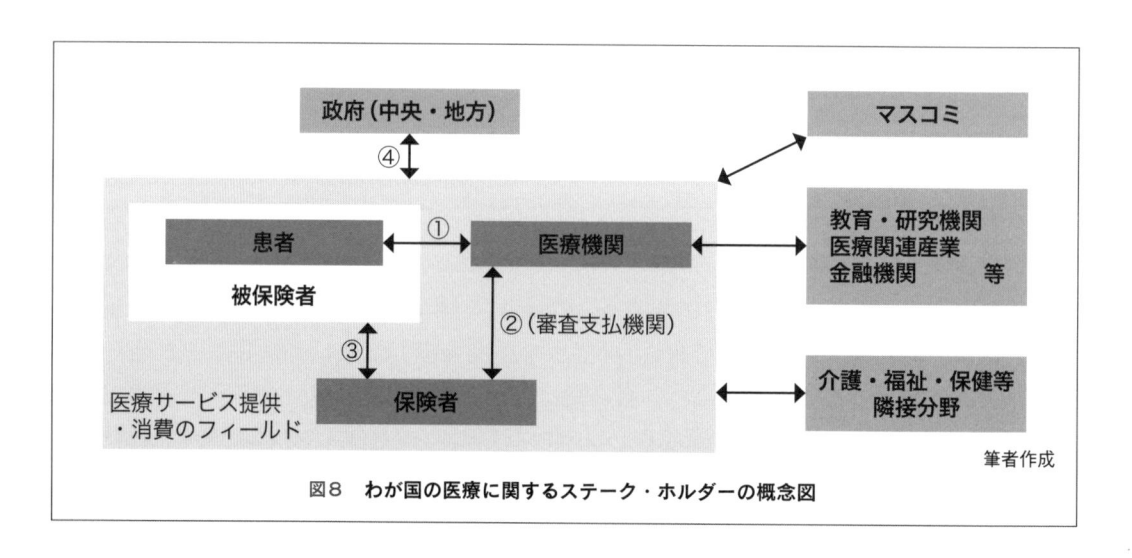

図8　わが国の医療に関するステーク・ホルダーの概念図

筆者作成

医療機関の経営環境（3）：医療をめぐるステーク・ホルダーの構図

## 2　政府およびその他の外部プレイヤー

　以上が、最も簡単化したわが国における医療サービスの需要・供給に関する関係であり、図8では、これを「医療サービス提供・消費のフィールド」として大きな四角で囲んでいる。これに対して、中央・地方の両政府からさまざまな形での介入が行われる（④）。たとえば、医療費については、保険料と患者自己負担の他に、政府の負担が相当程度入っている。また、政府は医療機関や保険者の認可や監視、指導を行うとともに、自らが直接医療機関の運営に当たったり、保険者にもなっている。

　こうした図8ではゴシックで示した基本的な「プレイヤー」の構図に加えて、その外部に、マスコミや教育・研究機関、医療関連産業、金融機関等が位置している。現代の医療に関する問題を考えるに当たって、マスコミが果たしている役割はきわめて大きい。新聞に医療関係の記事がまったく出ない日はむしろまれであるといっても過言ではないだろう。適切な医療政策形成のためには、医療に関する正確かつ冷静な報道がきわめて大切であるといえる。

　次に、医療関連産業には、医薬品、医療機器の他、検査、寝具、給食、滅菌、清掃等の**「医療関連サービス」**が幅広く含まれる。医療機関はこれらの関連産業から、医療サービスを提供するために必要な財およびサービスを購入している。この関係は純然たる市場取引関係となっている。さらに、医療機関の資金調達の上で、金融機関の果たしている役割も大きい。わが国においては医療法上、医療については営利を目的とすることが禁止されており、株式会社による医療機関経営は原則として禁止されている。その結果、一般の医療機関は株式発行による資金調達はできず、また、債券発行についても種々の制限がある。そうした中で、銀行からの借り入れという間接金融による資金調達が広く行われている。

　最後に、医療に関連する分野として、介護、福祉、保健といった隣接諸分野がある。本格的な少子高齢社会を迎える中で、医療は単独の独立した分野というよりは、ますますこれらの隣接する諸分野との関係や協力・連携が重要になってきている。いわゆる**「複合体」**は、こうした関連諸分野にまたがって幅広い事業を展開している経営形態である。複合体の経営については、〔第35項〕でくわしく述べる。

# II

# 日本の医療の現状と課題

- 16 日本の医療をめぐる状況（1）：社会保障と医療
- 17 日本の医療をめぐる状況（2）：国民医療費
- 18 日本の医療をめぐる状況（3）：国民医療費と社会保障給付費の医療
- 19 日本の医療の特色：需要面①（公的医療保険制度の概要）
- 20 日本の医療の特色：需要面②（協会健保および高齢者医療制度）
- 21 日本の医療の特色：需要面③（診療報酬の仕組み）
- 22 日本の医療の特色：需要面④（診療報酬改定）
- 23 日本の医療の特色：供給面①（資本集約的＝労働節約的な医療サービスの提供）
- 24 日本の医療の特色：供給面②（医療施設体系における連続的構造）
- 25 日本の医療の特色：供給面③（民間中心の医療提供体制）
- 26 日本の医療の特色：供給面④（医療提供体制改革の基本的方向）
- 27 日本の医療の特色：供給面⑤（社会保障国民会議最終報告）
- 28 最近の医療改革の動向①：2006年医療制度構造改革の経緯
- 29 最近の医療改革の動向②：2006年医療制度構造改革（1）
- 30 最近の医療改革の動向③：2006年医療制度構造改革（2）
- 31 最近の医療改革の動向④：2006年医療制度構造改革（3）
- 32 最近の医療改革の動向⑤：2006年医療制度構造改革（4）
- 33 最近の医療改革の動向⑥：政権交代と医療改革

# 16 日本の医療をめぐる状況（1）：社会保障と医療

## 1　社会保険方式を主軸とした日本の社会保障制度

　日本においては、ほとんどの医療サービスは、基本的に「**社会保障**」（Social Security）の枠組みの中で提供されている。少なくともこれまでのところ、アメリカなどとは違って、民間医療保険が果たしている役割は限られている。ここでは、こうした社会保障制度の概略と、その中における医療の位置付けについて整理しておこう。

　日本における「社会保障」の定義に関しては、有名な1950（昭和25）年の社会保障制度審議会勧告がある。すなわち、「社会保障制度とは、疾病、負傷、分娩、廃疾、死亡、老齢、失業、多子その他困窮の原因に対し、<u>保険的方法又は直接公の負担において</u>経済保障の途を講じ、生活困窮に陥った者に対しては、国家扶助によって最低限度の生活を保障するとともに、公衆衛生および社会福祉の向上を図り、もってすべての国民が文化的成員たるに

表5　日本における社会保障の全体像（概略）

| 概念 | 制度区分 | 具体的制度・施策（例） |
|---|---|---|
| 公的扶助 |  | 生活保護 |
| 社会保険 | 年金保険 | 厚生年金保険、国民年金、共済組合等 |
|  | 医療保険 | 健康保険（組合健保、協会けんぽ）、国民健康保険、共済組合、後期高齢者医療制度等 |
|  | 介護保険 | 介護保険 |
|  | 労働保険 | 雇用保険、労働者災害補償保険 |
| 公衆衛生・医療 |  | 保健所設置、医療提供体制整備等 |
| 社会福祉 | 児童福祉 | 保育所、児童養護施設等 |
|  | 高齢者福祉 | 各種手当、生きがい就労等 |
|  | 障害者福祉 | 各種手当、自立支援等 |
| その他 | 恩給 | 恩給 |
|  | 戦争犠牲者援護 | 戦争犠牲者援護 |

筆者作成

値する生活を営むことができるようにすることをいうのである」とされている（下線は引用者）。

この定義は、現行**憲法第25条**の規定（第1項：すべて国民は、健康で文化的な最低限度の生活を営む権利を有する。第2項：国は、すべての生活部面について、社会福祉、社会保障および公衆衛生の向上および増進に努めなければならない。）に即したものとなっている。上記のようなさまざまな「困窮の原因」となるリスクの種類および程度に応じて、年金、医療保険、雇用保険、児童手当、各種の福祉サービスの提供等さまざまな種類の社会保障制度が構築されている（表5）。その方法としては、「保険的方法又は直接公の負担」によることとされており、保険的な方法によってリスクに事前に備える、いわゆる**社会保険**方式を主軸としつつ、適宜一般財源による公費負担が組み合わされている。また、健康で文化的な最低限度の生活を営む権利の保障として、公的扶助制度（生活保護制度）が設けられている。

## 2 「国民皆保険・皆年金」を支える国の予算

日本は、1961（昭和36）年に、原則としてすべての国民に対して公的な医療保険と年金保険を保障する、いわゆる「**国民皆保険・皆年金**」体制を確立し、その後、この両社会保険制度をいわば「車の両輪」として、社会保障の充実が図られてきた。このことは、2000（平成12）年の**介護保険制度**の導入に当たっても基本的に継承され、今日に至っている。

一般財源による社会保障経費の調達において、国の役割はきわめて重要である。2010（平成22）年度における国の予算規模は総額92兆2,992億円であるが、そのうち社会保障関係費が27兆2,686億円、29.5％を占めている。全体の予算の伸び率が4.2％であるのに対し、社会保障関係費は9.8％と高い伸び率を示している。特に、国債費や地方交付税交付金等を除いた国の政策経費部分である一般歳出に占める社会保障関係費の割合は51.0％であり、すでに半分を超えていることに留意する必要がある。防衛費や公共事業費を削って社会保障に当てるべきだという議論がしばしば聞かれるが、単純に規模からいっても、それはあまり現実的な議論ではないことがわかる（ちなみに、平成22年度予算における防衛関係費は4兆7,903億円、公共事業関係費は5兆7,731億円であり、社会保障関係費とは1ケタ桁がちがう規模となっている）。

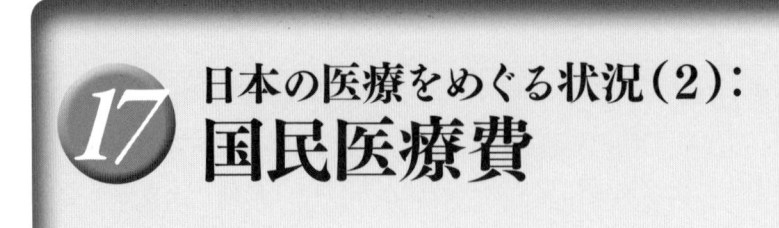

# 17 日本の医療をめぐる状況（2）：国民医療費

## 1 国民医療費と社会保障給付費の規模と範囲

ここでは、日本の医療費の規模について見てみよう。医療費総額を示す国内データとしてよく用いられるのが、「**国民医療費**」および「**社会保障給付費**」における「医療」である。

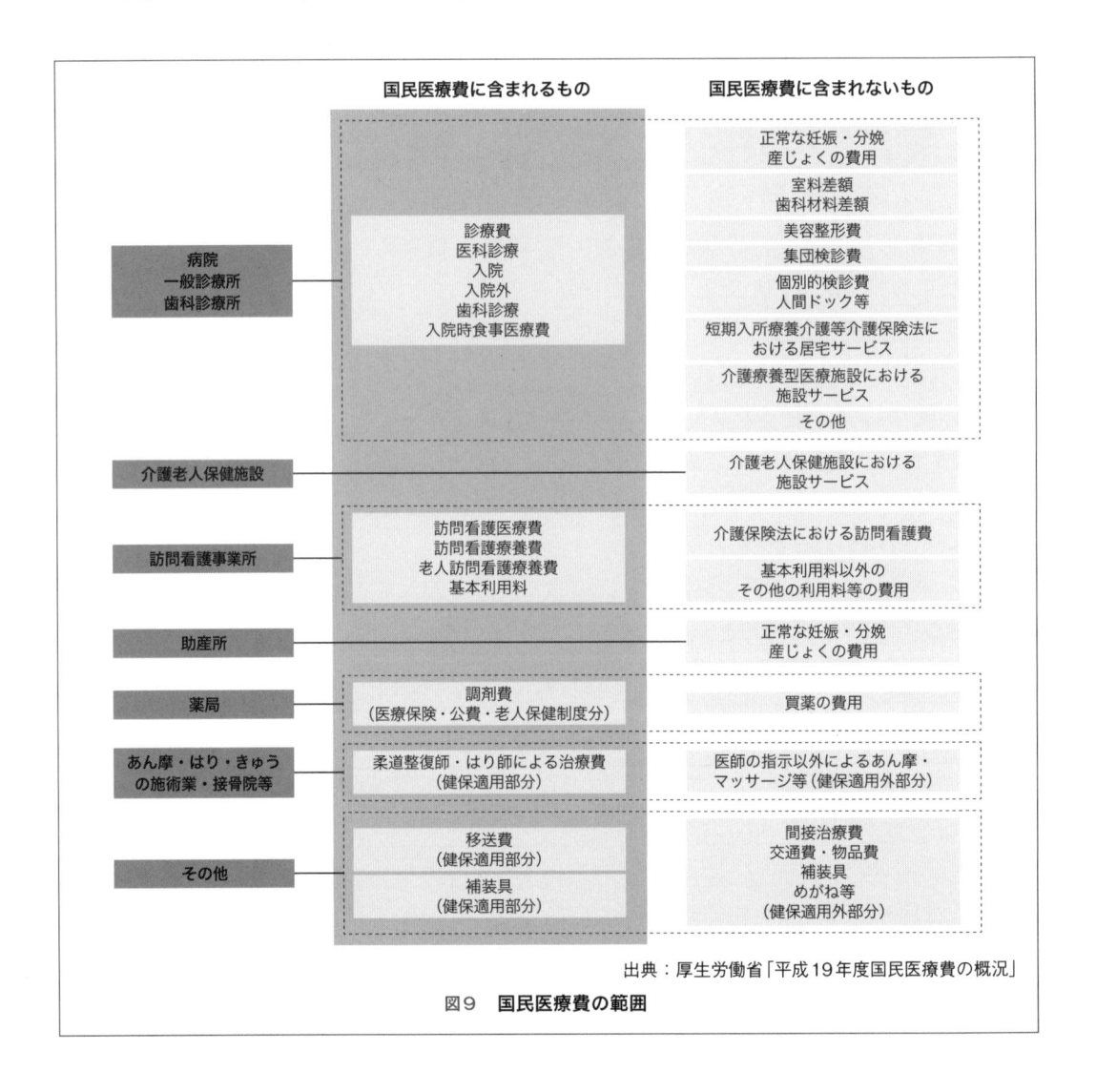

| 　 | 国民医療費に含まれるもの | 国民医療費に含まれないもの |
|---|---|---|
| 病院<br>一般診療所<br>歯科診療所 | 診療費<br>医科診療<br>入院<br>入院外<br>歯科診療<br>入院時食事医療費 | 正常な妊娠・分娩<br>産じょくの費用<br>室料差額<br>歯科材料差額<br>美容整形費<br>集団検診費<br>個別的検診費<br>人間ドック等<br>短期入所療養介護等介護保険法における居宅サービス<br>介護療養型医療施設における施設サービス<br>その他 |
| 介護老人保健施設 | 　 | 介護老人保健施設における施設サービス |
| 訪問看護事業所 | 訪問看護医療費<br>訪問看護療養費<br>老人訪問看護療養費<br>基本利用料 | 介護保険法における訪問看護<br>基本利用料以外の<br>その他の利用料等の費用 |
| 助産所 | 　 | 正常な妊娠・分娩<br>産じょくの費用 |
| 薬局 | 調剤費<br>（医療保険・公費・老人保健制度分） | 買薬の費用 |
| あん摩・はり・きゅうの施術業・接骨院等 | 柔道整復師・はり師による治療費<br>（健保適用部分） | 医師の指示以外によるあん摩・マッサージ等（健保適用外部分） |
| その他 | 移送費<br>（健保適用部分）<br>補装具<br>（健保適用部分） | 間接治療費<br>交通費・物品費<br>補装具<br>めがね等<br>（健保適用外部分） |

出典：厚生労働省「平成19年度国民医療費の概況」

**図9　国民医療費の範囲**

日本の医療をめぐる状況（2）：国民医療費

　国民医療費は、当該年度内の医療機関等における傷病の治療に要する費用を推計したものである。国民医療費には、診療費、調剤費、入院時食事・生活医療費、訪問看護医療費等が幅広く含まれている。一方、国民医療費は「傷病の治療費」に範囲を限定しているため、正常な妊娠や分娩等に要する費用、健康診断や予防接種等の予防医学的な費用、さらにはいわゆる差額ベッド代や歯科差額等は含んでいない。国民医療費の範囲については図9に示したとおりである。

## 2　ほぼ右肩上がりで上昇を続ける国民医療費の国民所得に対する比率

　また、図10には、国民医療費とその対国民所得比の推移を示した。これを見ると、平成に入ってから国民医療費の国民所得に対する比率は、ほぼ右肩上がりで上がってきていることがわかる。ただし、図10を仔細に見ればわかるように、2000（平成12）年度と2006（平成18）年度において、国民医療費の対国民所得比は低下している。これは、2000年度については、同年度から施行された介護保険制度の影響である。従来、（老人）医療費でカバーされていた老人保健施設に係る経費や療養病床に係る経費（の一部）等が介護保険へ移行したため、見かけ上、医療費は下がったように見えているが、実質的にはこの年も医療費は増大している。また、2006年度については、いわゆる医療制度構造改革の影響である。2005（平成17）年度には、対国民所得比が初めて9％を突破した（9.04％）のが、2006年度における診療報酬のマイナス改定等の医療費適正化政策の結果、また8％台（8.88％）に戻っている。そして、2007（平成19）年度には、再び9％を突破して、9.11％となっている。

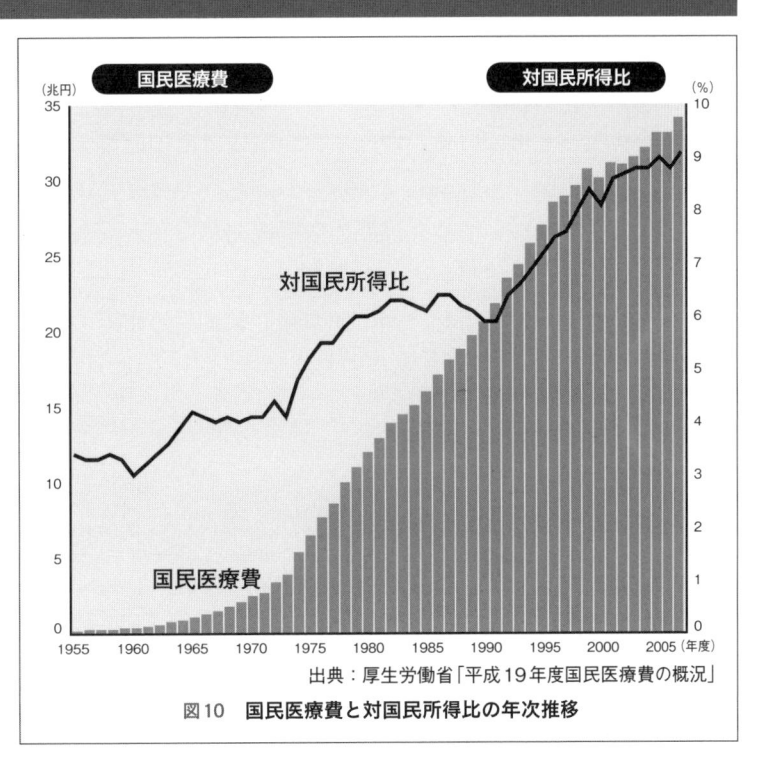

出典：厚生労働省「平成19年度国民医療費の概況」

図10　国民医療費と対国民所得比の年次推移

## 18 日本の医療をめぐる状況（3）：国民医療費と社会保障給付費の医療

### 1　34兆円を超える国民医療費の財源は税金か社会保険料

　今や総額で34兆円を超え、対国民所得比で9％を超えるに至っている医療費は、国民経済の中できわめて重要な位置を占めるようになっている。これに介護費用まであわせれば、実に40兆円を超える巨大なおカネとサービスの流れが存在することになる。しかも公的保険制度をとっているわが国においては、その財源のほとんどは、税金か社会保険料という、国民の懐から強制的に徴収されるおカネ（**公租公課**）によってまかなわれている。サービスの提供については、民間の医療機関が中心となってはいるが、そこで使われているおカネは公的な性格のものであるといえる。そして、当然のことながら、こうした巨額の公的な医療・介護費用をいかに効率的、効果的に使用するかが大きな政策課題となってきた。そうした中で、これまでややともすると、「どんぶり勘定」等と評されることも多かった医療機関（や保険者）の経営が重要な問題になってきている。

### 2　医療、年金、福祉その他を3本柱とする社会保障給付費

　社会保障給付費は、ILO（国際労働機関）の基準に基づき、社会保障の各制度から国民に提供される各種の給付の額について、毎年度の決算をもとに推計したものである。社会保障給付費は、「医療」、「年金」、「福祉その他」の3つに大きく分類されている。このうち、「医療」には、医療保険、老人保健の医療給付、生活保護の医療扶助、労災保険の医療給付、結核、精神その他の公費負担医療、保健所等が行う公衆衛生サービスに係る費用等が含まれている。

　2007（平成19）年度の社会保障給付費は、総額91兆4,305億円、国民所得に対する比率は24.4％となっている。そのうち、「医療」が28兆9,462億円（31.7％）、「年金」が48兆2,735億円（52.8％）、「福祉その他」が14兆2,107億円（15.5％）となっている。なお、「福祉その他」のうち、介護対策は6兆3,727億円（7.0％）を占めている。

　社会保障給付費の部門別推移を図11に示した。これを見ると、「医療」が最大の項目である時期がしばらく続いたが、1981（昭和56）年度に「年金」との関係が逆転して以降は、「年金」がずっと第1位を占め、人口の急速な高齢化と年金制度の「成熟化」の結果、「医療」

との差は拡大傾向にある。なお、2000年度は、介護保険制度の創設により、従来「医療」の中でカバーされていた介護関係経費が「福祉その他」へ移行したため、見かけ上、「医療」は前年度に比べ減少していることに注意する必要がある。

　わが国の医療費に関する議論においては、社会保障給付費の「医療」よりも、むしろ、「国民医療費」のほうがよく使われる。国民医療費の総額は2007年度において34兆1,360億円である。国民医療費は社会保障給付費における「医療」に比べ、通常大きな額となっているが、これは主として社会保障給付費には含まれていない患者負担が含まれているためである。

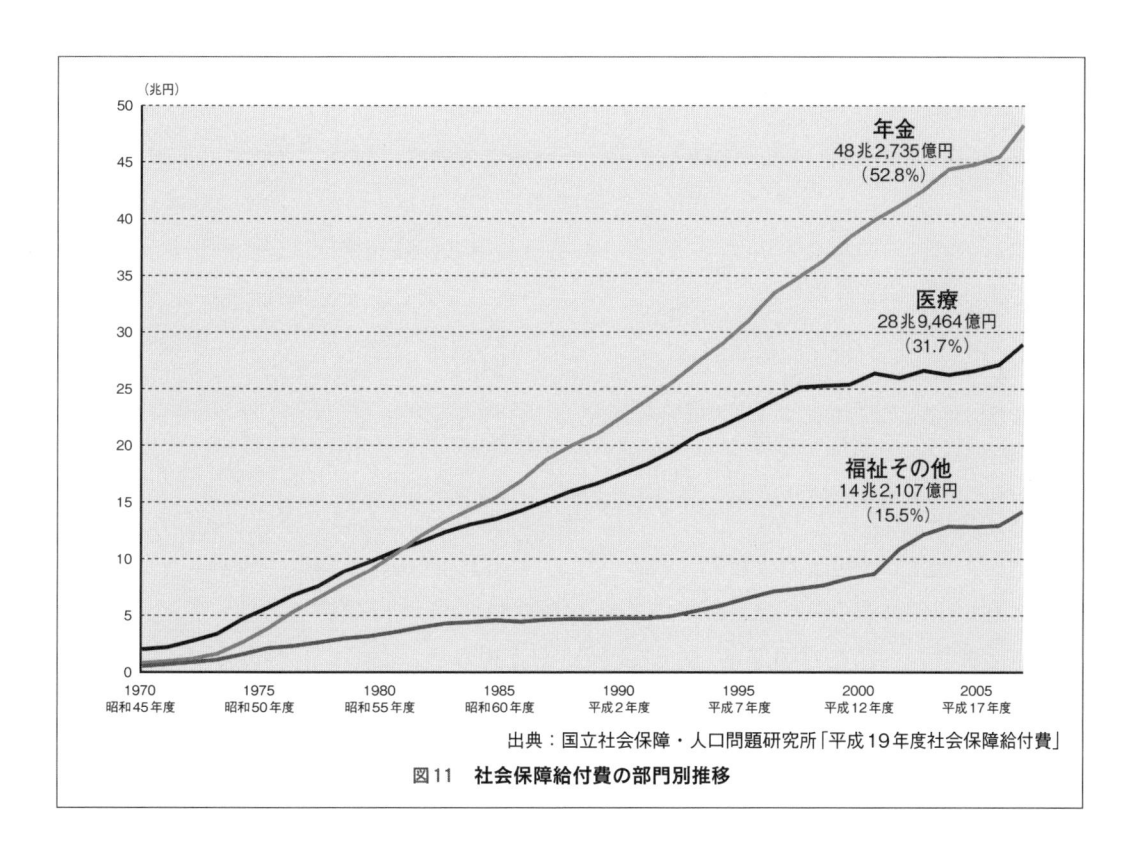

出典：国立社会保障・人口問題研究所「平成19年度社会保障給付費」

**図11　社会保障給付費の部門別推移**

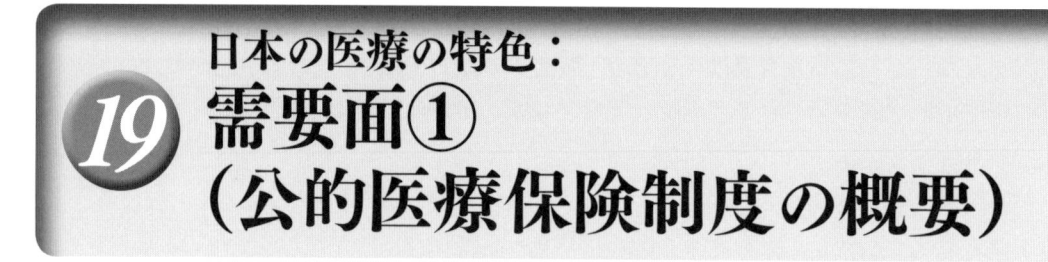

## 19 日本の医療の特色：需要面①（公的医療保険制度の概要）

### 1 日本の公的医療保険制度の概要

表6に示した日本の公的医療保険制度の概要について、その特色を見てみよう。

#### (1) 国民皆保険体制を支える市町村国保制度

第1に、日本の公的医療保険制度は、複数かつ多数の制度に分立している。大別すれば、被用者（サラリーマン）のための被用者保険制度と、退職者や自営業者等の地域住民を対象とする市町村国民健康保険制度に分けられる。被用者保険制度は、民間中小企業の被用者を対象とする協会健康保険、民間大企業の被用者を対象とする健康保険組合、公務員等を対象とする共済組合等から成っている。これらはいずれも法令に基づき、**国民皆保険**体制の一環として位置づけられている公的医療保険制度である。その全体の基盤を構成しているのが市町村国民健康保険（市町村国保）であり、すべての地域住民は、まず市町村国保の被保険者になることとされている。そして、そこから、他の公的医療保険制度（および生活保護法）によってカバーされる者は「**適用除外**」されるという構成がとられている。その結果、現役の被用者および被扶養者として他の公的医療保険制度でカバーされている間は市町村国保の適用からは外れているが、定年等によって企業等を退職すると、また居住している地域の市町村国保に「戻ってくる」ことになる。このことが市町村国保に高齢者が不均衡に「たまる」主因となっている。市町村国保は、わが国の医療保険制度のいわ

表6　日本の公的医療保険制度の概要

| 制度名 | 保険者（数） | 加入者数（万人） | 国庫補助 | 老人加入率（％）＊＊ |
|---|---|---|---|---|
| 協会健保 | 全国健康保険協会（1） | 3,629 | 給付費の13％＊ | 4.6 |
| 組合健保 | 健保組合（1,518） | 3,086 | なし | 2.1 |
| 各種共済 | 共済組合等（77） | 937 | なし | 4.0 |
| 国民健康保険 | 市町村（1,804） | 4,788 | 給付費の43％ | 24.2 |

＊老人保健拠出分については、給付費の16.4％　　＊＊平成17年3月末

出典：厚生労働省監修『平成21年版厚生労働白書』より作成
（いずれも平成20年3月末のデータ。この他、船員保険等については省略している）

ば「最後の拠り所」として、国民皆保険体制を支えているのである。

## (2) 給付・支払いも同一の公平かつ共通した制度

　第2に、このような制度分立の下でも、基本的な保険給付は各制度共通であり、給付内容に大きな違いはない。特に、2003（平成15）年4月から被用者保険本人の一部負担が3割に引き上げられ、給付率は原則各制度7割で統一された。また、一定額以上の医療費について全額保険でカバーされる**高額療養費制度**は、以前から各制度共通であるので、これによって名実ともに制度間の「給付の公平化」が図られたといえる。一方、医療機関への費用支払い方式である診療報酬や保険医療機関の指定も各制度共通であり、どの制度に属していようと、文字どおり被保険者証1枚あれば、好みの医療機関にかかることができるようになっている。

## (3)「社会保険方式」にもかかわらず手厚い公費投入の背景

　第3に、協会健保、国保に見られるように、きわめて手厚い公費補助が投入されている。国民医療費総額34兆1,360億円（2007年度）の負担は、公費36.7％（国庫負担24.7％、地方負担12.0％）、保険料49.2％、患者負担14.1％と推計されている。「社会保険方式」といいながら、保険料は5割未満であり、医療費総額の4割近い公費が投入されている。こうした手厚い公費投入の背景には、次のような2つの要因が考えられる。

　1つは、「皆保険」体制の徹底という側面である。全国民（全住民）を公的医療保険の対象とし、できる限り公的扶助（医療扶助）に頼らずにやっていこうとするとき、保険料だけでこれをまかなっていくことには無理がある。特に財政基盤の弱い市町村国保に対しては、50％という高率の公費負担が投入され、制度を支えてきた。さらに、市町村国保の低所得者に対する保険料軽減制度のように、「社会保険」の原理にはある程度目をつむらざるをえない面も出てくる。こうした「福祉」的な要素については、公費による財政支援が不可欠になってくる。

　さらに、第2の要因として、老人医療費の負担の問題がある。若者に比べ約5倍かかるといわれる老人医療費を老人自身が支払う保険料や一部負担だけでまかなうことは実際上不可能である。このため、老人医療については、各保険者からの財政支援に加えて、老人医療給付費に対して、50％の公費による補助が行われてきた。現在の後期高齢者医療制度においてもこうした措置は踏襲されている。表6に示したような老人の加入比率の大きな制度間格差を調整するためには、いずれにせよこうした公費の投入は不可避であると考えられる。

# 20 日本の医療の特色：需要面②（協会健保および高齢者医療制度）

## 1 医療機関の中長期的な経営戦略に影響を与える協会健保の改革と高齢者医療制度

　ここでは、近年のわが国における医療保険政策上の最大の問題の1つである都道府県単位での制度の再編（その具体的事例としての協会健保の改革）および高齢者医療制度の設計の問題を取り上げてみよう。これらは、いずれも中長期的な医療機関の経営戦略のあり方に対して大きな影響を及ぼす可能性がある問題である。

### （1）協会健保の改革は都道府県単位を軸とする医療保険者の再編・統合

　2006（平成18）年の医療制度構造改革の一環として、2008（平成20）年10月から、主として民間中小企業に勤務する被用者およびその家族を対象とする政府管掌健康保険は、保険者が社会保険庁から、**公法人**である全国健康保険協会に移行した（「**協会けんぽ**」）。これは、2006改革の中では、「都道府県単位を軸とする医療保険者の再編・統合」の中に位置付けられる改革である。

### （2）民間の経営ノウハウを導入しサービスの向上

　協会けんぽについては、政管健保と比べ、次の2点が顕著な特色である。第1に、国から独立した公法人が保険者となった。その運営は、中央では、予算、事業計画、保険料率等の重要事項については、厚生労働大臣が任命した運営委員会の議を経て、実施されることとなった。事務局には民間出身者が多数登用され、特に理事長や各都道府県の支部長はすべて民間出身者となっており、サービスの向上等に民間の経営ノウハウを積極的に活用していくことが期待されている。全体として、従来に比べ、保険者としての独立性、自律性が高まったといえよう。

### （3）保険料の地域差拡大による医療格差の顕在化

　第2の特色として、都道府県単位の財政運営が導入された点が挙げられる。各都道府県ごとに設置された支部は、各支部評議会の意見を聴いた上で、中央の運営委員会の議を経て、都道府県単位の保険料率を設定する。その際、都道府県ごとの年齢構成や所得水準の

相違は調整した上で、なお残る医療費の地域差については、保険料率に反映されることとなった。都道府県別保険料率は、2010年4月現在、最も高い北海道（9.42％）から最も低い長野県（9.26％）まで0.16％の差がつけられている（全国平均は9.34％）。なお、都道府県単位の保険料率への移行に伴い、5年間に限り、激変緩和措置が講じられており、今後、この差はさらに拡大していくことになっている。こうした都道府県という地域を単位とした有力な保険者の登場は、地域医療のあり方に対して大きな影響を与える可能性がある。

## 2　高齢者医療制度の概要

　高齢者の医療制度については、従来の老人保健制度が廃止され、2008年4月以降、65歳以上75歳未満の者を対象とする**前期高齢者医療制度**と、原則75歳以上の者を対象とする**後期高齢者医療制度**の2つに分けられている（図12）。

　前期高齢者については、老人保健制度の時代と同様に、各医療保険制度に継続して加入し続け、その加入割合の相違に基づく負担の不均衡については、各医療保険制度間で加入者数に応じて調整する措置が講じられている。

　一方、後期高齢者については、原則75歳以上の高齢者だけを集めた独立した制度とされ、都道府県単位で全市町村が加入する広域連合がその運営に当たっている。その財源は、自己負担のほか、高齢者の保険料（1割）、各医療保険制度からの支援金（4割）、国、都道府県、市町村の公費負担（5割）によってまかなわれている。後期高齢者医療制度については、2009年9月に登場した民主党を中心とする新政権の下でその廃止が決められ、現在、新たな仕組みについて検討が行われている。

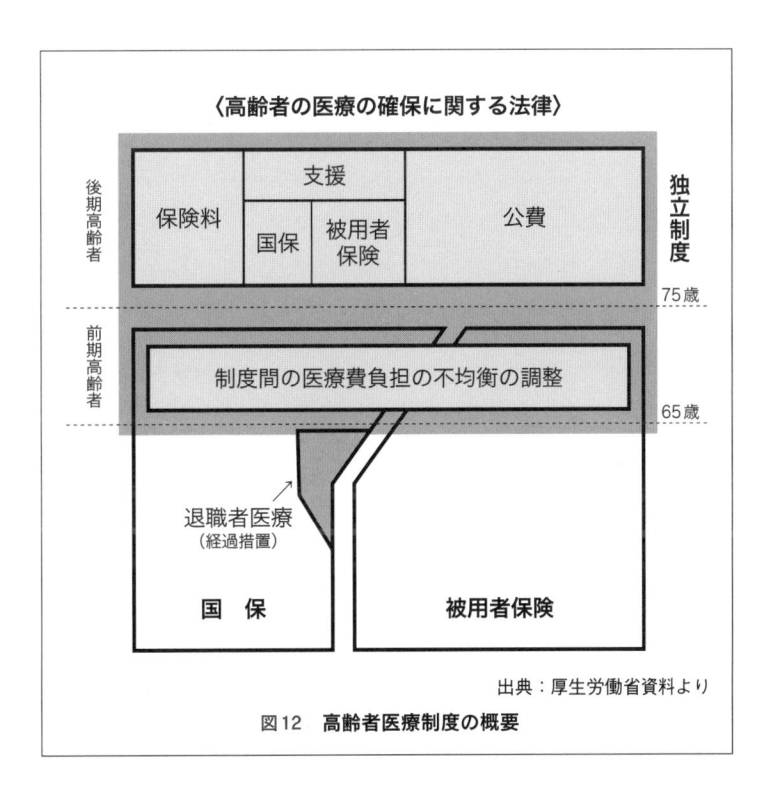

図12　高齢者医療制度の概要

出典：厚生労働省資料より

# 21 日本の医療の特色：需要面③（診療報酬の仕組み）

## 1　診療報酬改定—医療機関の経営戦略を規定する最大の要因

　医療需要面のトピックスの最後として、診療報酬の問題を取り上げよう。診療報酬政策（の変更）は、実際上、医療機関の経営戦略を規定する最大の要因であるといっても過言ではない。

　**診療報酬**とは、保険者が医療機関等に医療サービスの対価を支払う仕組みのことである。図13に、日本における医療サービスとカネの基本的な流れを示した。患者が医療機関にかかると、実際にかかった医療費のうち、窓口一部負担（原則3割）を支払うが、残り（原則7割）については、医療機関は請求書（**レセプト**）を作成し、保険者に対してその支払いを請求する。診療報酬は、保険者から審査支払機関によるレセプトの審査を経て、医療機関等に支払われている。審査支払機関としては、国保の場合は国民健康保険団体連合会（国保連）に、健保の場合は社会保険診療報酬支払基金（支払基金）に委託されている。

　診療報酬支払方式には、入院医療については、総額予算制、出来高払い制、入院一日定額制、1件当たり定額制等が、また外来医療については、給与制、人頭払い制、出来高払い制等のさまざまな種類がある。日本においては、これまで入院も外来も基本的に各診療サービスごとに価格が決められている**出来高払い**制（Fee for service）が採用されてきた。

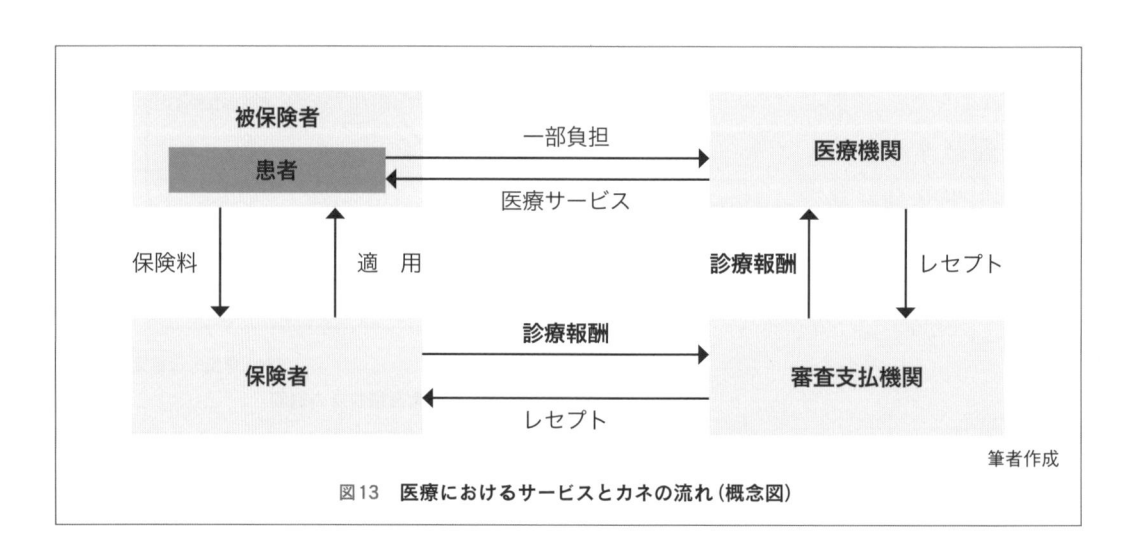

図13　医療におけるサービスとカネの流れ（概念図）

日本の医療の特色：需要面③（診療報酬の仕組み） ㉑

## 2 DPCの急速な普及と病院の機能を評価する新たな機能評価係数としての再編

また、病院と診療所が一部を除き、ほとんど同じ診療報酬となっていたことも大きな特徴である。診療報酬は、基本的に出来高払いに基づく**診療報酬点数表**において各医療行為ごとに細かく点数が設定されており、これに原則1点単価10円を乗じて計算されている。

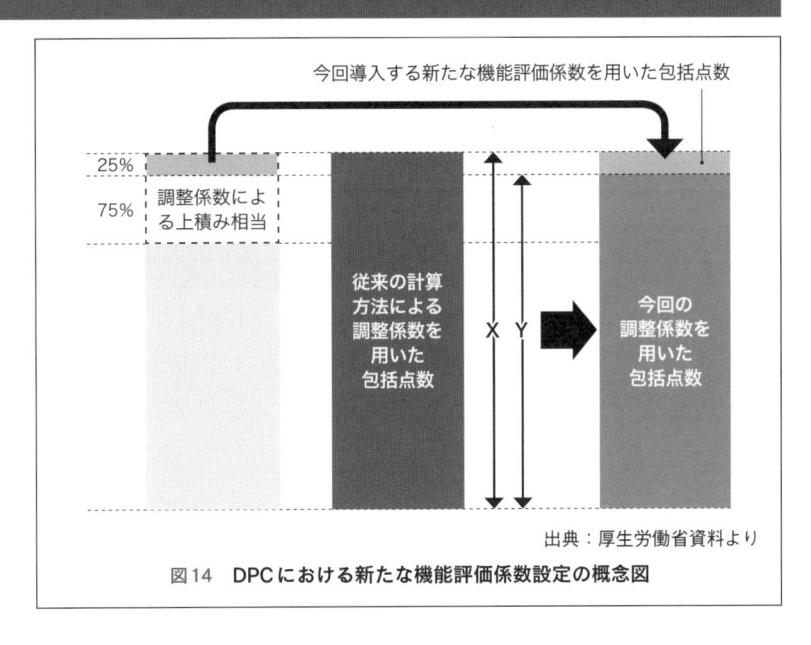

出典：厚生労働省資料より

図14　DPCにおける新たな機能評価係数設定の概念図

出来高払い方式は、新規の医療技術の採用に有効であるという利点がある一方で、過剰診療を招きやすいという批判の声が根強くあったが、個々の診療行為ごとにきめ細かい評価ができることもあって、長らく日本の診療報酬評価の主軸をなしてきた。しかしながら、近年こうした状況は急速に変わりつつある。まず、急性期の入院医療に関しては、1日当たり包括払い方式である**DPC**（Diagnosis Procedure Combination）が2003（平成15）年から導入され、急速に普及しつつある。2009（平成22）年度においては、DPC対象病院は1,334施設、一般病床総数の50％を超えるに至っている。また、慢性期医療についても、療養病床の診療報酬については、2006年度以降、入院患者の状態を、医療の必要度（医療区分）と介護の必要度（ADL区分）によって分類して包括払いする方式が採用されている。現在、入院患者の状態像に関し、医療区分3×ADL区分3で合計9つのマトリックスに分けて、傾斜的な点数配分が行われている。

これらの入院医療に関する包括払いの拡大は、伝統的な出来高払いの場合に比べて、提供される医療サービスの「**標準化**」に資するものと考えられている。その一方で、DPCに関しては、出来高払い方式からの移行に際して、その円滑な移行促進のため、**調整係数**が設定され、既得権が保護されてきた。こうした経過的な激変緩和措置的な要素については段階的に廃止し、病院の機能を評価する新たな**機能評価係数**として再編されることとなっている（図14）。2010年の診療報酬改定においては、現行の調整係数による上積み相当部分のうち25％相当額が新たな機能評価係数に置き換えられた。

## 22 日本の医療の特色：需要面④（診療報酬改定）

### 1 診療報酬改定の動向

　診療報酬の具体的な改定内容については、診療側7、支払側7、公益6の20人の委員によって構成される**中央社会保険医療協議会**(中医協)において審議され、原則として2年に1回改定が実施されている（診療報酬改定の基本方針については、社会保障審議会・医療部会および医療保険部会において審議され、その内容が決定される）。これに対して、介護報酬の改定は原則として3年に1回であるから、両者の「同時改定」は6年に1回巡ってくることになる（2012〔平成24〕年には2回目の同時改定が予定されている）。

　表7に最近12年間、7回の診療報酬改定の動向を示した。これを見ると、近年の医療保険財政の厳しい状況を反映して、2000（平成12）年以降、診療報酬本体と薬価基準等（薬価基準および医療材料価格）をあわせたトータルの改定率はずっとマイナスが続いてきたことがわかる。特に小泉政権下での2002（平成14）年および2006（平成18）年の改定は診療報酬本体の改定率がマイナスになるという厳しい改定であった。近年の「医療崩壊」をめぐる議論や病院勤務医の厳しい勤務状態の改善を求める議論等を背景に、2008（平成20）年の改定は、かろうじて診療報酬本体については0.38％のプラス改定となった（トータルではマイナス改定）。さらに、民主党を中心とする新政権下での初めての診療報酬改定である2010（平成22）年の改定においては、10年ぶりにトータルの改定率がプラス（＋0.19％）に転じた。

表7　近年の診療報酬改定の動向（改定率、％）

|  | 1998（平成10）年 | 2000（平成12）年 | 2002（平成14）年 | 2004（平成16）年 | 2006（平成18）年 | 2008（平成20）年 | 2010（平成22）年 |
|---|---|---|---|---|---|---|---|
| 診療報酬 | 1.5 | 1.9 | △1.3 | 0 | △1.36 | 0.38 | 1.55 |
| 薬価等 | △2.8 | △1.7 | △1.4 | △1.0 | △1.8 | △1.2 | △1.36 |
| 合計 | △1.3 | 0.2 | △2.7 | △1.0 | △3.16 | △0.82 | 0.19 |

厚生労働省資料より筆者作成

## 2 成長産業としての医療が抱える財源の問題

　診療報酬は医療サービスの「価格」ないしは「単価」であり、これに提供されたサービスの「量」を乗じたものが医療費総額となる。医療費総額については、診療報酬改定がなければ、表8に示したように、近年は3％程度の「自然増」基調にあるといわれている。医療は全体としては決して「衰退産業」などではなく、むしろこの低成長経済の中では例外的な「成長産業」であるといっても過言ではない。問題は、その財源のほとんどが強制的に徴収される社会保険料や税金という公租公課によっていることにある＊。

表8　国民医療費と国民所得の動向（対前年度伸率％）

| | 国民医療費 | 国民所得 | 割合（％） |
|---|---|---|---|
| 2001（平成13）年度 | 3.2 | △2.8 | 8.61 |
| 2002（平成14）年度 | △0.5 | △1.5 | 8.70 |
| 2003（平成15）年度 | 1.9 | 0.7 | 8.81 |
| 2004（平成16）年度 | 1.8 | 1.6 | 8.82 |
| 2005（平成17）年度 | 3.2 | 0.5 | 9.05 |
| 2006（平成18）年度 | △0.0 | 2.1 | 8.87 |
| 2007（平成19）年度 | 3.0 | 0.3 | 9.11 |

厚生労働省資料より筆者作成

---

**＊パチンコ産業30兆円論**

医療界でしばしば耳にする議論として「パチンコ産業30兆円論」なるものがある。つまり、パチンコに30兆円もつぎ込む余裕があるのであれば、医療費（たまたま国民医療費は34兆円余でパチンコ産業とほぼ同規模だ!?）にもっとカネを出すべきだ、というものである。この議論は確かに一理ある。あの不健康な暇つぶし（？）にカネを払うぐらいなら、もっと社会的に有意義な活動である医療にその分を回せ、というわけだ（パチンコをやらない筆者は、個人的にはこの意見に賛成である）。しかし、この議論には重大な見落としがある。それは、本文にも書いたように、少なくとも日本の医療に関しては、そのほとんどが公租公課によってまかなわれているということだ。それに比べ、パチンコは基本的に消費者が自由な意思で選択し、支出しているサービスであり、それらを同列に論ずることはできない（もし比較するならば、保険外併用療養費の選定療養や自由診療部分ということになろう）。

## 23 日本の医療の特色：供給面①（資本集約的＝労働節約的な医療サービスの提供）

### 1 国際比較からわかる労働節約＝資本集約型の日本の医療

　医療は、一般的には「労働集約型」のサービスであると考えられている。マクロ的な医療費の分配構造を見ると、総医療費の約50％を人件費が占めている。また、ミクロの病院経営においても、いわゆる「人件費比率」は、わが国においては、50％が1つの目安とされることが多い。医療は多くの労働力を要する「労働集約型」のサービスだと考えられているといえる。しかしながら、国際的に見ると、実は、日本の医療サービスの供給については、相対的に病床施設や医療機器等の「資本」が潤沢なのに対し、医師や看護師等の「労働」投入が手薄であることが大きな特徴である。つまり、国際比較においては、日本の医療供給は、決して「労働集約的」ではなく、むしろ「**資本集約的＝労働節約的**」なのである。

　表9には、主要な医療資本の投入状況の国際比較データを示した。これを見ると、（急性期）病床の定義や、医療機器についてはその性能の相違等の調整を図る必要があり、厳密な比較は困難ではあるが、いずれも概数として見れば、日本における医療資本が主要諸外国（ここでは、いわゆるG7諸国をとっている）に比べてきわめて潤沢な状況にあることを示している。

表9　主要な医療資本投入状況の国際比較（2006年）

| 国名 | 人口千人当たり急性期病床数 | 人口百万人当たりCT台数 | 人口百万人当たりMRI台数 |
|---|---|---|---|
| 日本 | 8.2 | **92.6 | *40.1 |
| カナダ | *2.8 | 12.0 | 6.2 |
| フランス | 3.7 | 10.0 | 5.3 |
| ドイツ | 6.2 | 16.7 | 7.7 |
| イタリア | 3.3 | *27.7 | *15.0 |
| イギリス | 2.2 | 7.6 | 5.6 |
| アメリカ | 2.7 | 33.9 | 26.5 |

＊2005年　＊＊2002年　　　　　出典：OECD Health Data 2008

## 2 日本の医療に特有な病床数の多さと病床当たりの人員配置の手薄さ

　一方、医療スタッフの投入の状況を表10に示した。もちろん、ここでも、医師や看護職員の定義や業務範囲等は国によって異なるので、厳密な国際比較は困難である。しかしながら、この表を見ると、そうした厳密な比較以前の問題として、病床当たりの医師・看護職員の配置に関しては、日本は諸外国に比べ、きわめて手薄な状況にあることがわかる。たとえば、アメリカなどと比べると、医師も看護職員も病床当たりではほとんど5分の1という配置状況にある。

　ただし、ここで注意が必要なのは、病床当たりデータと人口当たりデータでは、状況がかなり異なっているということだ。たとえば、医師は人口千人当たりでは、日本は（決して多いとはいえないが）、アメリカとの差はそれほど大きくない（2.1人対2.4人）ことがわかる。また、看護職員は、カナダや欧州諸国等と比べ、人口当たりで見るとまずまずの水準にあるといえる。人口当たりで見るとまずまずなのに、病床当たりで見るときわめて手薄な配置となっている最大の要因は病床数の多さである。日本はきわめて多数の病床に広く薄く人員配置を行っている状況にある。表9とあわせると、日本の医療サービスの供給は、諸外国に比べ、相対的に「資本集約的」ないしは「労働節約的」に行われているといえる。

表10　主要な医療労働投入状況の国際比較（2006年）

| 国名 | 病床百床当たり医師数 | 病床百床当たり看護職員数 | 人口千人当たり医師数 | 人口千人当たり看護職員数 |
|---|---|---|---|---|
| 日本 | 15.0 | 66.4 | 2.1 | 9.3 |
| カナダ* | 61.8 | 255.9 | 2.1 | 8.7 |
| フランス | 47.2 | 105.6 | 3.4 | 7.6 |
| ドイツ | 42.2 | 118.1 | 3.5 | 9.8 |
| イタリア | 92.5 | 177.5 | 3.7 | 7.1 |
| イギリス | 69.4 | 330.6 | 2.5 | 11.9 |
| アメリカ | 75.0 | 328.1 | 2.4 | 10.5 |

＊2005年　　　　　　　　　　　　　　　　　　　　出典：OECD Health Data 2008

# 24 日本の医療の特色：供給面②（医療施設体系における連続的構造）

## 1　200床未満の中小病院の割合がきわめて高い医療施設

　日本の医療施設の体系について、図15に概念図を示した。現行の**医療法**上は、病床数が20床以上あるかどうかを基準として、病院と診療所が区分されている。この結果、図15に示したように、医療施設の体系は、**無床診療所**（病床数ゼロ）、**有床診療所**（病床数1〜19床）、**病院**（病床数20床以上）と、きわめて連続的な構造となっている。しかも、病院については、表11に示したように、100床未満の病院の比率が38.0％、200床未満の病院の比率が69.2％と、中小病院の割合がきわめて高くなっている。こうした「連続性」は、単に医療法上の施設区分にとどまらない。たとえば、日本においては診療報酬の体系は、一部を除いて、基本的に病院、診療所共通のものとなっており、出来高払いを基本とする診療報酬支払方式がとられてきた。これは、病院と診療所とでは診療報酬の体系そのものがまったく異なっていることが多い諸外国の事例と比較すると、きわめて特徴的であり、日本の医療施設体系の「連続性」がもたらした1つの帰結であると考えられる。

図15　日本の医療施設の体系に関する概念図（2008年10月現在）

- 大病院／中小病院　二極分化　病院　8,794（△68）
- 連続性　有床診療所　11,500（△899）
- 二極分化　無床診療所　87,583（＋450）

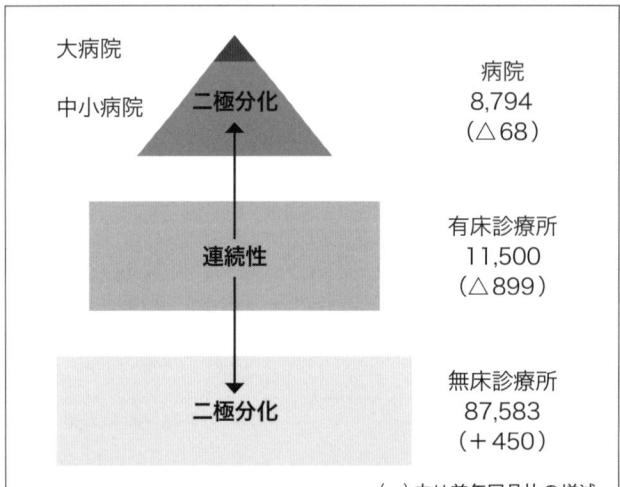

（　）内は前年同月比の増減
出典：厚生労働省「平成20年医療施設（動態）調査・病院報告の概況」より作成

表11　日本の病院の病床規模別分布（2008年10月現在）

| | |
|---|---|
| 99床以下 | 38.0％ |
| 100〜199床 | 31.2％ |
| 200〜299床 | 12.8％ |
| 300〜499床 | 12.7％ |
| 500床以上 | 5.3％ |
| 総計 | 100.0％ |

出典：厚生労働省「平成20年医療施設（動態）調査・病院報告の概況」より作成

## 2 医療機関相互の機能分化と連携が進まない歴史的・沿革的背景

　さらに、医療機関の経営者の意識の問題としても、「診療所の大きくなったものが病院」であると考えるのが一般的であった。沿革的に見ても、日本の多くの病院はその起源をさかのぼると、無床の診療所から出発したという場合がきわめて多い。外来患者をめぐって、病院と診療所は激しく競争しており、病院医療に占める外来のウェイトは、諸外国に比べてかなり高いものとなっている。また、近年は、医療計画による病床規制等により、実際にはなかなか実現は難しくなってきているとはいえ、無床の診療所から出発して、有床診療所へ、さらに中小病院から大病院を目指す、という規模の拡大ないしは「成長」路線が多くの医療機関経営者の意識としてあったことも事実であろう。病院と診療所が、歴史的、沿革的にも、また、その機能の上でも截然と分かれているのが一般的である諸外国と比べると、こうした（当事者の意識も含めた）連続的な構造というのは、日本の医療に特有の現象であるといえる。

　その結果、わが国においては、医療機関相互の**機能分化と連携**は進んでおらず、大病院でも診療所のように多数の外来患者で込み合うということになりがちである。これを患者の側から見ると、ほぼ完全な「**フリー・アクセス**」体制ということになる。「３時間待って３分診療」ということがよくいわれるが、これもフリー・アクセスの１つの帰結であるといえる。

　こうした医療施設の体系について、中長期的な趨勢としては、図15の上下への一種の「二極分化」が、非常に緩やかなペースで進行中である。図15における分厚い中央部分、すなわち有床診療所および（特に100床未満の）中小病院は一貫して減少傾向にあるのに対し、無床の診療所は毎年着実に増加している。また、大病院も横ばいないしは若干の増加傾向にある。全体として、きわめて緩やかではあるが、無床の診療所と、ある程度の病床規模を有する病院という「二極」への分化が進んでいるといえる。

## 25 日本の医療の特色：供給面③（民間中心の医療提供体制）

### 1 民間医療機関を中心に支えられているわが国の医療サービス

わが国の医療提供体制のもう1つの特徴として、「民間中心」であることが挙げられる。表12は、戦後のわが国の開設主体別病院数の推移を10年ごとに示したものである。これを見ると、当初は全体の7割程度であった民間病院（その他病院）が1980年代までには8割に増え、その後もおおむねその水準を保っていることがわかる。逆に、国立病院・療養所等は当初1割を超えるシェアであったのが、現在では4％を切る水準にまで減少してきている。また、都道府県立、市町村立、日赤、済生会といった**公的医療機関**は1950年代に大幅な増大を示したが、1970年代以降は実数ではほぼ横ばいとなり、今日に至っている。

この他の主要な医療施設として、一般診療所および歯科診療所があるが、これらはそのほとんどが医療法人立または個人立であり、基本的に民間医療施設がその大宗を占めている。わが国の医療施設はその多くが民間医療施設によって占められているといえる。病床規模を勘案すると、国公立のほうが大規模な病院が多いため、民間病院のシェアはやや落ちるが、それでも、わが国の医療サービスの大宗は、民間医療施設によって担われているといって過言ではない。

表12 開設主体別病院数の推移

| 年次 | 病院総数 | 国立 | 公的 | その他 |
|---|---|---|---|---|
| 1950 | 3,408 | 383（11.2％） | 572（16.8％） | 2,453（72.0％） |
| 1960 | 6,094 | 452（7.4％） | 1,442（23.7％） | 4,200（68.9％） |
| 1970 | 7,974 | 444（5.6％） | 1,389（17.4％） | 6,141（77.0％） |
| 1980 | 9,055 | 453（5.0％） | 1,369（15.1％） | 7,233（80.0％） |
| 1990 | 10,096 | 399（4.0％） | 1.371（13.6％） | 8,326（82.5％） |
| 2000 | 9,266 | 359（3.9％） | 1,373（14.8％） | 7,534（81.3％） |
| 2008 | 8,794 | 276（3.1％） | 1,320（15.0％） | 7,198（81.9％） |

出典：厚生労働省監修『平成15年版厚生労働白書』、『平成20年医療施設（静態・動態）調査・病院報告の概況』より作成

## 2　「公―民」の組合せによる成功の一方での問題点

　一方で、医療保険は、国民皆保険の下で公的な医療保険制度によって担われていることとあわせて考えると、わが国の医療については、「財政は公的に」、しかし「医療サービスの供給は民間を主体に」実施されているといえる（**publicly funded and privately delivered**）。しかしながら、国際的に見ると、こうした「公―民」という組合せが唯一の組合せというわけではない。たとえば、イギリスはNHS（National Health Service）の下で、長らく「公―公」という組合せをとってきたし、アメリカは逆に、（メディケアやメディケイド等を除いて）民間医療保険と民間医療機関の組合せという「民―民」の形をとってきた。これに対して、日本は「公―民」という組合せを採用してきたわけである。戦後の医療提供体制の整備は、主としてこうした民間医療機関の展開によって担われてきており、そのことが、比較的短期間に急速に医療提供体制の整備が進んだ1つの要因となっている。

　そういった意味では、医療財政・医療供給における「公―民」という組合せは、少なくともこれまでのところはそれなりに機能してきたものと評価できる。皆保険制度が整備されたのは1950年代後半から1961（昭和36）年にかけてのことであるが、当時の議論として「（医療）保険あって（医療）サービスなし」になるのではないかということが危惧されたといわれている。これはちょうど、2000（平成12）年の介護保険制度の導入時に「（介護）保険あって（介護）サービスなし」になるのではないかといわれたことと照応している。しかしながら、実際には、いずれの場合も（幸いなことに）そうはならず、当初の危惧は杞憂に終わった。

　むしろ、医療（介護）保険制度の整備が先行して、結果的に「需要が供給を引っ張る」形で、提供体制の整備が急速に進んだといえる。そういった意味では、医療・介護分野における「公―民」という一種の「ポリシー・ミックス」は一応成功であったと評価できよう。しかしながら、こうした「成功」は一方で問題点もはらんでいた。民間主導の医療提供体制に対して、政府が有効な医療供給政策を打ち出すことにはなかなか難しい面がある。事実、これまでの医療政策や医療改革は主として医療財政に関わるものが中心であった。医療計画等による医療提供体制への関与がなかったわけではないが、必ずしもうまく機能してきたとはいえない。〔第23項〕および〔第24項〕で示したように、日本の医療提供体制は、国際的に見てもかなり特異な形で展開してきているといえる。

## 26 日本の医療の特色：供給面④（医療提供体制改革の基本的方向）

### 1 「世界一」の評価の陰に「医療崩壊」の芽も混在

　既に述べてきたような基本的な諸特徴を持った日本の医療提供体制については、少なくともこれまでは、それなりに機能してきたものと評価されている。**表13**に示したように、国際的に見ても、日本は、高齢化が進んでいる中で、まだ相対的にそれほど高くない医療費水準（GDP比で8％程度）となっている。また、今日まで国民皆保険とフリー・アクセスが曲がりなりにも維持されてきている。医療施設や医療機器等の普及度合いには素晴らしいものがある。平均寿命や乳児死亡率等で測った全体としての健康の達成度については、WHO（世界保健機関）の評価にもあるように、「世界一」であるといっても過言ではない。

　しかしながら、一方で近年種々の問題も生じてきている。特に、数多くの病床に対して医師・看護職員等の医療スタッフのきわめて手薄な人員配置が行われ、医療機関の機能分化と連携も進展していないことは、近年のいわゆる「**医療崩壊**」や医療事故等の深刻な現象の背景をなす基本的な問題であると考えられている。また、民間主導の医療提供体制に対しては、実際問題としてなかなか有効な政策が打ち出せてこなかったことも事実である。

表13　総医療費の対GDP比率の国際比較（2007年）

| 国　名 | 総医療費／GDP |
|---|---|
| 日本＊ | 8.1％ |
| カナダ | 10.1％ |
| フランス | 11.0％ |
| ドイツ | 10.4％ |
| イタリア | 8.7％ |
| イギリス | 8.4％ |
| アメリカ | 16.0％ |

＊2006年　　出典：OECD Health Data 2009

### 2 医療提供体制のあり方を見直す新たな動き

　このため、近年の医療制度改革においては、こうした医療提供体制のあり方そのものを見直す動きが出てきている。

#### （1）資本集約型から労働集約型への転換

　まず第1に、資本集約型の医療提供体制から、より労働集約型の医療提供体制への転換

である。具体的には、在院日数の短縮や療養病床の再編・スリム化等による病床数の削減および（7対1看護の導入のような）看護職員等の手厚い配置といった措置がとられてきている。そこには、医療における「資本」は多少削っても、「労働」、すなわち人員配置をより手厚くしていこうという改革の基本的な方向性が明らかに示されている。

## (2)「4疾病5事業」を中心に機能分化と連携の推進

第2に、医療機関の機能分化と連携の推進である。医療計画の見直しを通じ、いわゆる**「4疾病5事業」**\*を中心に、地域における機能分化と連携の体制を構築していくこととなった。従来の医療がいわば「1医療機関完結型」であったとすれば、今後は地域における医療機関の間で互いに機能分化と連携を行い、「地域完結型」医療を目指すこととされている。そのため、医療計画に加え、補助金、診療報酬等の経済的インセンティブも活用されるようになっている。

---

\***4疾病5事業**

「4疾病5事業」とは、がん、脳卒中、急性心筋梗塞、糖尿病、小児救急を含む小児医療、周産期医療、救急医療、災害医療、へき地医療の合計9つの領域、事業のことであり、医療計画においてはこれらの事項について地域における機能分化・連携の体制を具体的に記述することとされている。

---

## (3) 積極的な情報開示に基づく患者・住民による選択の推進

第3に、積極的な情報開示を通じた患者・住民による医療機関選択の推進である。医療は、一般にサービスの受け手と提供側の間に**「情報の非対称性」**が大きいサービスである。そうした中で、患者が適切に医療機関を選択し、納得して医療サービスを受けるためには、適切な情報の開示や提供がその基本的な前提となる。このため、2006（平成18）年の第5次医療法改正においては、医療機関の医療機能に関する情報の公表制度が創設されるとともに、病院、診療所の管理者に対し、入院時において患者に対し提供される医療に関する計画書を作成・交付し、適切な説明を行うことが医療法上義務付けられた。さらに、退院時においては、退院後に必要な保健、医療、福祉サービスに関する事項を記載した退院後の療養に関する計画書を作成・交付し、適切な説明を行うことが努力義務化された。医療機関としては、こうした大きな制度改革の方向性を十分踏まえた戦略的な対応を図っていく必要がある。

# 27 日本の医療の特色：供給面⑤（社会保障国民会議最終報告）

## 1 今後のわが国における医療提供体制のあり方と医療・介護費用の見通し

　2008（平成20）年11月に公表された**社会保障国民会議**の最終報告および医療・介護費用のシミュレーションは、今後のわが国における医療提供体制のあり方と医療・介護費用の見通しを総合的に記述したものとして、大変興味深いだけではなく、医療提供側として将来のビジョンを検討する上でも、大いに参考になるものであると思われる。以下では、当該報告およびシミュレーションについて簡潔に紹介することとしたい。

　同報告においては、将来の医療・介護の基本的なあり方については、「『選択と集中』の考え方に基づいて、病床機能の効率化・高度化、地域における医療機能のネットワーク化、医療・介護を通じた専門職種間の機能・役割分担の見直しと協働体制の構築等を図る」としている。この辺りについては、医療制度や医療提供体制に関する従来の改革路線と内容的にそれほど大きく異なっているものではない。〔第26項〕ですでに説明したような医療計画の見直し等を通じ、機能分化や連携を推進し、地域完結型医療を目指すという基本的な政策の方向性は踏襲されているように見える。

## 2 社会保障国民会議によって本格的に示された医療政策上における選択肢

　社会保障国民会議の最終報告の「新奇性」は、むしろその「**医療・介護費用のシミュレーション**」にあるものと考えられる。上述したような「選択と集中」や機能分化、効率化を進め、たとえば在院日数を短縮することによって、医療費（の伸び率）をコントロールしていこうというのが、従来の改革路線の発想であった（たとえば、2006（平成18）年の医療制度構造改革で導入された「医療費適正化計画」は、まさにそのようなものであった）。しかし、社会保障国民会議の「医療・介護費用のシミュレーション」においては、この点は完全に逆転させられている。すなわち、「選択と集中」や「機能分化」を推進したほう（「改革シナリオ」）が、何もしない場合（「現状投影シナリオ」と呼ばれている）よりも、全体としての医療・介護費用は大きくなる、というのが、そのシミュレーションの基本的な結論

日本の医療の特色：供給面⑤（社会保障国民会議最終報告）

なのである。シミュレーションの諸前提のおき方や計算・推計方法についてはさまざまな批判や異論がありうるとしても、こうした発想そのものはリアリティがあるものであり、初めて医療政策上の本格的な政策選択肢が示されたものと考えられる。

　表14に、主要な改革シナリオ（B1～B3）における将来の医療提供体制のイメージを示している。これを見ると、たとえば、最も改革が進んだ状況と考えられるB3シナリオにおいては、2025（平成37）年時点において、一般急性期病床の平均在院日数は9日、病床数は49万床という数値が掲げられている。これは、現在の一般病床の平均在院日数が18日台であることと比べると、ほぼ半減した状態であるといえる。従来であれば、こうした改革は直ちに医療費の適正化と結びついて論じられてきたわけであるが、実はB3シナリオは最も「医療・介護費用がかかる」改革シナリオとして提示されているのである。そのことは、急性期病床への手厚い人員配置および地域の医療機関や介護施設、在宅医療等の充実によって、全体として医療・介護従事者数が大幅に増大することに起因している。

表14　医療・介護費用シミュレーション／改革シナリオのイメージ

| | （参考）各改革シナリオにおける主な充実要素、効率化・重点化要素 | 2025年 | | |
| --- | --- | --- | --- | --- |
| | | B1シナリオ | B2シナリオ | B3シナリオ |
| 充実 | 急性期医療の改革（医療資源の集中投入等） | 急性期医療の職員　58％増　単価約1.5倍 | 急性期医療の職員　100％増　単価約1.8倍（増加率や倍率は、現状及びAシナリオの一般病床対比でみた場合） | 高度急性　116％増／約2.1倍　一般急性　80％増／約1.6倍 |
| | 在宅医療・在宅介護の推進等（施設から在宅・地域へ） | 居住系・在宅介護利用者　約37万人／日増加 | 居住系・在宅介護利用者　約43万人／日増加（増加数は、Aシナリオの居住系・在宅介護利用者数に対する数） | （同左） |
| | 認知症への対応 | グループホーム、小規模多機能施設の充実　約95万人／日（Aシナリオでは25＋数万人／日） | （同左） | （同左） |
| | 医療・介護従事者数の増加 | 全体で2007年の1.6～1.7倍程度 | 1.7～1.8倍程度（Aシナリオでは、2007年に対して1.4～1.5倍程度） | （同左） |
| | その他各サービスにおける充実、サービス間の連携強化など | ・介護施設におけるユニットケアの普及、在宅介護サービス利用量の増大、訪問診療の拡充等各種サービスの充実　・各医療機関や介護サービス等の機能分化・強化、在宅医療・在宅介護の推進等のため、各サービス間の連携強化　など | | |
| 効率化・重点化 | 急性期医療の改革（平均在院日数の短縮等）※早期の退院・在宅復帰に伴い、患者のQOLも向上 | 急性期：平均在院日数　12日　病床数80万床　亜急性期・回復期等：75日　52万床 | 急性期：平均在院日数　10日　病床数67万床　亜急性期・回復期等：60日　44万床（Aシナリオの一般病床では、平均在院日数20.3日［急性15.5日（高度急性20.1日、一般急性13.4日）、亜急性期等75日］、病床数133万床） | 高度急性：16日／26万床　一般急性：9日／49万床　亜急性期・回復期等：60日／40万床 |
| | 在宅医療・在宅介護の推進等（施設から在宅・地域へ） | 入院・介護施設入所者　約38万人／日減少 | 入院・介護施設入所者　約50万人／日減少（減少数は、Aシナリオの入院・介護施設利用者数に対する数） | 入院・介護施設入所者　約49万人／日減少 |
| | 予防（生活習慣病・介護） | 生活習慣病予防により外来患者数　約32万人／日減少（対Aシナリオ） | （同左） | （同左） |
| | 医薬品・医療機器に関する効率化等 | 伸び率として、2012年まで△0.3％、その後△0.1％程度（伸び率ケース①の場合） | （同左） | （同左） |
| | 医師・看護師等の役割分担の見直し | 病院医師の業務量　△10％ | 病院医師の業務量　△20％ | （同左） |

出典：社会保障国民会議資料より

# 28 最近の医療改革の動向①：2006年医療制度構造改革の経緯

## 1　医療制度改革における1980年代からの動向

　最近の医療制度改革の動向について、まず、その全体像についておおよその経緯を整理しておこう。表15は、1997（平成9）年以降、いわゆる「**医療制度構造改革**」までの10年余りの期間における主要事項について整理した簡単な年表である。

　1980年代は、「医療制度改革の10年」と呼んでもおかしくないような10年間であった。老人保健制度の創設から始まって、退職者医療制度の創設、被用者本人1割負担の導入、医療計画の導入、老人保健制度の大改正、国民健康保険制度の改正といった具合に、大きな制度改正が文字どおり目白押しの10年間であった。これに比べると、次の1990年代は、医療に関してはあまり大きな改革は行われなかった10年であったといえる。90年代の議論はもっぱら高齢者の介護の問題に集中し、その成果として、2000（平成12）年に介護保険制度が創設されているが、医療についての改革は持ち越されていた。表15に示したように、ようやく1997年に至って医療改革の動きが出てきている。

表15　1990年代後半～医療制度構造改革までの経緯

| 年月 | | 事項 |
|---|---|---|
| 1997年 | 8月 | 厚生省案、与党協案公表 |
| | 9月 | 被用者保険本人一部負担1割から2割へ引上げ |
| 2000年 | 4月 | 介護保険制度施行 |
| | | 医療制度改革（老人上限付き定率負担導入、第4次医療法改正等） |
| 2001年 | 4月 | 小泉内閣誕生 |
| 2002年 | 4月 | 診療報酬改定（史上初のマイナス改定） |
| | 7月 | 医療制度改革（老人保健拠出金制度の見直し等） |
| 2003年 | 3月 | 「基本方針」策定 |
| | 4月 | 被用者保険本人一部負担2割から3割へ引上げ |
| | | 医療提供体制ビジョン案公表 |
| 2005年 | 10月 | 医療制度構造改革試案公表 |
| | 12月 | 医療制度改革大綱決定 |
| 2006年 | 6月 | 医療制度構造改革法案成立 |
| 2008年 | 4月 | 後期高齢者医療制度、新医療計画等実施 |

筆者作成

## 2 2000年以降における医療制度改革の主要な動き

次いで、2000年の医療制度改革は、まず、高齢者医療制度に関しては、最大の争点であった老人保健拠出金制度の改革については、4つの改革案（独立方式案、突き抜け方式案、リスク構造調整方式案、一本化案）が提案され、議論が行われたが、結局、結論を得るには至らなかった。これらの改革提案は、基本的に背後にいる「ステーク・ホルダー（利害関係者）」が異なっており（日本医師会、健保連、市町村等）、その対立する利害を調整してこれを一本化することは、政治的にもきわめて困難であった。

そうした中で、高齢者医療について、はじめて定率一部負担（上限付き）が導入されたことが注目される。また、医療提供体制に関しては、「**第4次医療法改正**」が実現している。中でも、**一般病床**と**療養病床**の区分、およびそれに伴う施設基準、人員配置基準の見直しが重要である。施設基準については、たとえば、一般病床（新築の場合等）の1病床当たり最低面積について、従来の4.3㎡から6.4㎡へと引き上げられ、療養環境の改善が図られている。また、人員配置基準については、同じく一般病床の場合、看護職員の配置が従来の患者4人に対して1人以上から、患者3人に対して1人以上へと引き上げられていることが注目される。

2001（平成13）年に小泉内閣が登場し、その「聖域なき構造改革」路線の中で、「医療」は重要なターゲット分野の1つとして位置付けられた。そして、2002（平成14）年には、先送りされていた医療制度改革が一定の実現を見ている。2002年改革は「**三方一両損**」の改革であったといわれている。2002年4月に、「**史上初の診療報酬（本体）マイナス改定**」として、薬価基準等のみならず、診療報酬本体についても初めてマイナス改定が実施された。さらに、健康保険法等の一部改正により、2003（平成15）年4月から被用者保険本人の患者一部負担が2割から3割へ引き上げられるとともに、高齢者の一部負担については上限が廃止され、完全定率1割負担（高所得者は2割負担）となった。また、保険料についてはボーナス等を含む「総報酬制」の導入とともに、その引き上げが図られている。このように医療における主要なプレイヤー三者（医療機関、患者、保険者）がいずれも「一両損」した構図となっている。一方、老人保健制度については、その対象年齢の75歳への段階的引き上げおよび国庫負担の重点化（給付費の3割から5割への引き上げ）等の措置が講じられた。

## 29 最近の医療改革の動向②：2006年医療制度構造改革(1)

### 1　2006年改革に関する路線を決めた「基本方針」

　2002（平成14）年改革は、2000（平成12）年改革の「挫折」の後を受けて、現実的な内容の改革であった。そのことが、2002年には一定の改革が曲がりなりにも実現した最大の要因であったと考えられる。このような2002年改革の「現実的」な性格は、しかしながら、一方で、改革の内容を妥協的なものとし、改革自体を「暫定的」な性格のものにしている面がある。結局、2002年改革では中長期的に医療制度が安定化するということにはならず、さらなる改革が検討されていくことになった。そして、2003（平成15）年3月には、いわゆる「**基本方針**」（「健康保険法等の一部を改正する法律附則第2条第2項の規定に基づく基本方針」）が閣議決定され、今後の改革に関する政府としての基本的な考え方が示された。2006（平成18）年の医療制度改革は、概ねこの「基本方針」に沿った形で実施されることになった。

### 2　20年ぶりの大規模改革となった2006年医療制度構造改革

　「基本方針」の発表から2年半を経た2005（平成17）年10月に、その間の議論を踏まえ、厚生労働省から「**医療制度構造改革試案**」が発表された。これによって、2006年改革の主要な内容が明らかになった。さらに、同年12月には、政府・与党医療改革協議会による「**医療制度改革大綱**」が公表され、最終的な改革の方向性が固まった。その後、衆参両院における審議を経て、2006年6月に改正法案が成立した。2006年改革は、「医療制度構造改革」と呼ばれるように、1980年代の諸改革以来ほぼ20年ぶりの大規模な改革となっている。その内容は大きく医療保険制度の改革（健康保険法等の改正）と、医療提供体制の改革（医療法等の改正）に分けられる。ここでは、それぞれの主要な内容について簡潔に説明する。

### 3　医療保険制度の改革の主要ポイント①、②

　2006年の医療保険制度改革における主要なポイントを**表16**に示した。以下、本項および30、31項において、その概要について説明する。

表16　2006年医療保険制度改革の概要

①中長期的な医療費適正化（伸び率の抑制→医療費適正化計画）
②生活習慣病対策を中心とした予防重視（特定健康診査・特定保健指導の義務化）
③保険者の都道府県単位を軸とした再編（政管健保の改革等）
④新たな高齢者医療制度の創設（前期高齢者医療制度・後期高齢者医療制度）
⑤療養病床の再編成および医療保険財源等を活用した病床転換
⑥特定療養費制度の再編・拡大（保険外併用療養費制度）
⑦診療報酬改定（2度目のマイナス改定、介護報酬と同時改定）

筆者作成

## （1）①中長期的な医療費適正化および　　②生活習慣病対策を中心とした予防重視

　医療費適正化には、保険給付の内容・範囲の見直し、診療報酬改定等により、医療費の伸びを直接的に抑制する短期的な方策と、医療そのものを効率化し、医療費の伸び率を徐々に下げていく中長期的な方策がある。伝統的な医療費適正化政策は前者が中心であったが、2006年の改革においては、前者のみならず、国民医療費の約3割を占め、死亡数割合では約6割を占めるとされる糖尿病、がん、脳血管疾患、心疾患等の**生活習慣病**（メタボリック・シンドローム）対策を中心とした後者にも重点を置くこととされた。このため、保険者による40歳以上の加入者に対する保健事業（**特定健康診査**および**特定保健指導**）の実施が義務化された。

　2006年改革においては、2025（平成37）年度における医療給付費を、制度改革がなく自然体で伸びていった場合の56兆円から8兆円削減して48兆円とすることが決められた。こうした中長期的な医療費適正化に向けて、国および都道府県が医療費適正化計画において達成すべき政策目標を定め、その実現に向けて努力することとなった。全国レベルの中長期的な政策目標としては、糖尿病等のメタボリックシンドローム該当者および予備群を2015（平成27）年度には2008（平成20）年度比で25％削減すること、また、平均在院日数の短縮目標として、2015年度には全国平均（36日）と最短（の長野県27日）との差を半分に縮小すること等が掲げられている。

## 30 最近の医療改革の動向③：2006年医療制度構造改革(2)

### 1　医療保険制度の改革の主要ポイント③、④、⑤、⑥

#### (1) ③保険者の都道府県単位を軸とした再編

　2006年の制度改革においては、保険者をできるだけ都道府県を単位とする方向へ再編・統合を進めていく方針が打ち出された。これは、医療サービスの需要と供給を都道府県という地域の単位において突合させ、効率的、効果的な医療サービスの提供を目指していこうとするものである。その中で、政府管掌健康保険については、2008（平成20）年10月から、保険者を従来の国（社会保険庁）から新たに設立する公法人（**全国健康保険協会**）に変更するとともに、財政運営の単位を都道府県の支部単位とすることとされた。そして、年齢構成や所得水準の相違を調整した後になお残る医療費の地域差については保険料率に反映されることになり、2009（平成21）年9月から、都道府県支部ごとに異なった保険料率が設定されている（〔第20項〕参照）。

#### (2) ④新たな高齢者医療制度の創設

　高齢者医療については、基本的に「基本方針」で示された**前期高齢者**（65歳〜74歳）および**後期高齢者**（75歳以上）に分けた制度設計が行われている。これで1997（平成9）年の抜本改革案以来の議論について一応の決着が図られたことになる。前期高齢者については、従来どおり各医療保険制度に加入した上で、前期高齢者の偏在による保険者間の負担の不均衡を、各保険者の加入者数に応じて調整することとなった。一方、後期高齢者については、いわゆる「独立方式」がとられている。後期高齢者医療制度の運営主体については、都道府県ごとに全ての市町村が加入する広域連合（後期高齢者医療広域連合）を設立し、この広域連合が事務処理に当たることとなった。後期高齢者医療制度の財源は、後期高齢者自身の支払う保険料（1割）に加えて、公費（5割）、各医療保険制度からの支援（4割）によってまかなわれる。このうち、公費については、国、都道府県、市町村が4：1：1の割合で負担することになっている。また、後期高齢者支援金の額は、基本的に各医療保険制度の加入者数に応じて算定されるが、前述した特定健康審査等の実施およびその成果に係る目標の達成状況等を勘案して±10％の範囲で増減が行われることとなっている。

## (3) ⑤療養病床の再編成

療養病床については、医師による直接的な医療提供がほとんど必要ない入院患者が約5割を占めているという実態調査結果が、2005（平成17）年11月の中央社会保険医療協議会において明らかにされた。これを受けて、療養病床については、医療の必要度の高い患者を受け入れるものに限定し、医療保険で対応するとともに、医療の必要度が低い患者については、病院ではなく在宅、居住系サービス、老人保健施設等で対応するという基本的な方針が示された。その結果、約38万床（医療保険適用25万床、介護保険適用13万床）あった療養病床については、6割を削減し、医療保険適用の15万床に集約することとなった（その後の見直しで、22万床まで増やされた）。そして、残りの23万床（16万床）については、老人保健施設、ケアハウス、有料老人ホーム、在宅療養支援拠点等へ移行し、2012（平成24）年3月には介護療養型医療施設は廃止することとされた。こうした療養病床の転換を円滑に進めるため、医療保険財源および公費による転換支援措置が講じられている。

## (4) ⑥特定療養費制度の再編・拡大

日本の公的医療保険制度においては、ある疾患に対する一連の診療行為について保険診療と自由診療を併用することは原則として認められていない（**混合診療の禁止**）。ただ、厚生労働大臣が定める高度先進医療や選定療養（いわゆる差額ベッド等）については、医療サービスの基本的な部分は医療保険から療養費（特定療養費）が支払われ、それを超える部分の支払いは、患者の同意の下に医療機関が特別な料金を患者から徴収できる制度が設けられ、混合診療を一部限定的に解禁してきた。

近年、いわゆる規制改革の議論の中で、混合診療を広く認めるべきであるとする意見が出され、2006（平成18）年の医療制度改革においては、従来の特定療養費制度が「**保険外併用療養費**」制度に再編され、混合診療の範囲が一部拡大された。保険外併用療養費制度は、①**評価療養**および②**選定療養**から成っている。評価療養は、厚生労働大臣が定める高度の医療技術を用いた療養その他の療養であって、保険給付の対象とすべきものであるか否かについて、適正な医療の効率的な提供を図る観点から評価を行うことが必要な療養として厚生労働大臣が定めるものとされている。また、選定療養は、被保険者の選定に係る特別の病室の提供その他の厚生労働大臣が定める療養とされている。

## 31 最近の医療改革の動向④：2006年医療制度構造改革(3)

### 1 医療保険制度の改革の主要ポイント⑦

#### (1) ⑦診療報酬改定

　2006（平成18）年の改定は、2002（平成14）年改定に続く「史上2回目の診療報酬本体マイナス改定」であり、小泉首相の強いリーダーシップの下で、診療報酬本体△1.36％、薬価等△1.8％、合計△3.16％という、大幅なマイナス改定となった。2006年改定は、全体として、同年の医療制度構造改革の一翼を担う改定であった。そのことは、後述する医療計画の見直しと連動した「地域連携クリティカルパス」の評価の導入や、在宅医療を重視した診療報酬の設定（24時間対応を原則とする**在宅療養支援診療所**制度の創設）、さらには療養病床の見直しと関連する慢性期医療についての評価の見直し（患者の状態像について医療の必要度とADL区分を組合せたマトリックスに基づく包括評価の導入）といった改定事項に顕著にあらわれている。

　全体の改定率△1.36％の中でも、重点的にプラス改定を行っている項目と、さらに「深掘り」をされている項目がある。具体的には、小児、産科、救急、看護配置、在宅医療等の政策的な重点分野については、医療費ベースで総額1,500億円のプラス改定が行われている。そして、こうしたプラス改定の「財源」を生みだすために、慢性期医療、食費、検査、初再診料、コンタクトレンズ等で総額6,000億円のマイナス改定が実施されている。個々の医療機関経営への影響については、当該医療機関の担っている医療機能や診療科構成等によって大きく異なっている。全体として、（その評価は別として）相当メリハリの効いた改定となっているといえる。

　改定内容については、病院の紹介率や外来・入院患者数比率といった「プロセス（過程）」指標に替わって、「ストラクチャー（構造）」指標が評価されていることが注目される。たとえば、看護職員の配置については、従来の呼称でいうと、2対1看護の上に1.4対1看護（新たな呼称では**7対1看護**）という評価が導入された。こうした看護職員配置に対する評価は、病床数のスリム化ともあいまって、わが国における従来の資本集約的＝労働節約的な医療サービスの提供を、より労働集約的な方向へ転換していこうとするものであるといえる。

## 2　医療提供体制の改革①

　医療提供体制の改革については、表17に示したように、①医療に関する情報提供の推進、②医療計画の見直し、および③医療法人制度の見直しの3つが主要な柱であるといえる。以下、本項および32項において、その概要について説明する。

表17　2006年医療提供体制改革の概要

①医療に関する情報提供の推進
②医療計画の見直し（PDCAサイクル、4疾病5事業地域連携体制等）
③医療法人制度の見直し（社会医療法人制度の創設等）

筆者作成

### (1) ①医療に関する情報提供の推進

　具体的な改正内容としては、〔第29項〕で説明した医療機関の医療機能に関する情報の公表制度の創設および医療機関における入院計画書の作成・交付、適切な説明の実施の義務付け等が挙げられる。それらに加えて、医療法上の広告規制の見直しによって、広告可能な事項の拡大が図られた。この問題に関しては、従来のような広告できる事項を列挙したいわゆる「ポジティブリスト」方式から、広告できない事項を示し、あとは原則広告自由とする「ネガティブリスト」方式に転換すべきであるという有力な意見があり、社会保障審議会・医療部会において議論が行われたが、今回は基本的に「ポジティブリスト」方式は維持しつつ、その代わり、これまでのような個別事項を細かく列挙する方式を改め、一定の性質をもった項目群ごとに、「○○に関する事項」というように包括的に規定する方式に改められた。その結果、これまで規制されていた医療スタッフの略歴、従事者の受けた研修や専門性、提供している診療・治療内容のわかりやすい提示、医療機器に関する事項等についての広告が認められた。

# 32 最近の医療改革の動向⑤：2006年医療制度構造改革(4)

## 1 医療提供体制の改革②、③

### (1) ②医療計画の見直し

　第5次医療法改正により、厚生労働大臣は、「良質かつ適切な医療を効率的に提供する体制の確保を図るための基本方針」(以下「基本方針」という)を定めることになった。**医療計画**はこの基本方針に即して、かつ地域の実情に応じて都道府県が定めることとされた。

　都道府県は、地域の関係者による協議を経て、医療連携体制が構築されるよう配慮するとともに、患者が退院後においても継続的に適切な医療を受けることが確保され、医療提供施設や居宅等において提供される保健医療サービス等との連携が確保されるよう配慮しなければならないこととされた。いわゆる「医療機関で完結するサービス」から「地域で完結するサービス」、「入院から在宅まで切れ目のないサービス」提供への移行である。こうした地域における機能分化と連携の体制づくりに対して、都道府県が大きな役割を担うことが期待されている。

　医療計画に盛り込むべき事項としては、医療法上は次の2つが掲げられている。

ⅰ 厚生省令で定める疾病の治療又は予防に係る事業および救急医療、へき地の医療、小児医療等の確保に必要な事業に関する事項
ⅱ 医療機能に関する情報の提供の推進に関する事項

　ⅰについては、いわゆる「**4疾病5事業**」(がん、脳卒中、急性心筋梗塞、糖尿病、小児救急を含む小児医療、周産期医療、救急医療、災害医療、へき地医療)に加え、在宅医療、さらには医療安全対策や精神保健医療対策等を記述することが想定されている。また、ⅱについては、収集した情報を住民や患者に対して積極的に開示、提供していくことに関わっている。

　医療計画は、ほとんどの都道府県において見直しが行われ、2008(平成20)年4月には新たな医療計画が公表された。今後の医療機関経営を考えていく上で、医療計画における自院の位置付けは、基本的かつ重要な大前提ということになる。

最近の医療改革の動向⑤：2006年医療制度構造改革（4）

## (2) ③医療法人制度の見直し

　医療法人制度については、従来からその**非営利性**をめぐって種々の議論があり、株式会社による医療機関経営の参入解禁論議においても、現行の医療法人のあり方については批判の声があった。2006（平成18）年には医療法人の非営利性の徹底を図る観点から一定の改革が実施された。

### ア. 医療法人解散時の残余財産の帰属先の制限

　医療法人については、そのほとんどが「持分の定めのある社団医療法人」であり、「非営利」といいながら、解散時には残余財産が出資持分に応じて分配されてしまうため、実質的に剰余金の配当と変わりはないのではないかという批判があった。今回の改革では、残余財産の帰属先について、医療法上、個人（出資者）を除外し、国、地方公共団体、医療法人等に限定する等、医療法人の非営利性をより厳格に位置付けている。なお、経過措置として、既存の医療法人については、当分の間この規定は適用しないこととし、非営利性を徹底した新たな法人への移行については、出資者個人の財産権侵害を回避するため、自主的な移行とされている（ただし、いったん変更した後は元に戻ることはできない）。

### イ. 社会医療法人制度の創設

　今回の改革では、医療法人のうち、一定の公的要件を備えた医療法人を「**社会医療法人**」として認定し、小児救急医療、災害医療、へき地医療等を行うことを義務付ける一方で、収益事業等を行うことを認めることにより医業経営の安定化を図ることとしている。社会医療法人については、社会医療法人債（公募債）の発行による資金調達も認められることになった。また、社会医療法人の行う医療保健業については、法人税は非課税、その他の事業については、軽減税率適用（30％→22％）という税制上の優遇措置も導入されている。

### ウ. 医療法人の附帯業務の拡大

　今回の制度改革においては、医療法人の附帯業務として、有料老人ホームの設置・運営の他、第1種社会福祉事業のうち、ケアハウスの設置・運営、また、第2種社会福祉事業のうち、保育所など通所施設の設置・運営、デイサービスセンターなど通所施設の設置・運営等が追加された（社会医療法人については、この他、第1種社会福祉事業のうち、知的障害児施設など児童の入所施設の設置・運営、身体障害者療護施設など障害者の入所施設の設置・運営等が加えられている）。なお、医療法人の附帯業務の拡大に関しては、（現在は社会福祉法人でないと設置・運営できない）特別養護老人ホームまで拡大すべきだとの議論もあったが、今回の制度改革では見送られている。

## 33 最近の医療改革の動向⑥：政権交代と医療改革

### 1 民主党の医療政策における重点施策

　2009（平成21）年9月に政権交代が実現し、民主党を中心とする新政権が発足した。新政権は、戦後ほぼ一貫して政権の座にあった自民党の政策をさまざまな局面において変更しようとしている。医療政策については、表18に示したような事項が重点施策として、マニフェストその他に掲げられている。

表18　新政権の医療政策における主要事項

| | | |
|---|---|---|
| 政① | | 医療費の先進国並みの確保（対GDP比） |
| ② | | 後期高齢者医療制度の廃止 |
| 民③ | | 医療従事者等の増員（医師養成数1.5倍等） |
| 民④ | | 医療従事者増員に対する診療報酬増額（入院） |
| 民⑤ | | 救急、産科、小児、外科等の医療提供体制の再建（医療計画の見直し） |
| 民⑥ | | 無過失補償制度の拡大、公的制度化 |
| 民⑦ | | 国立大学付属病院等の再建（病院運営交付金の回復） |
| ⑧ | | 速やかなインフルエンザ対策 |
| 民⑨ | | がん、肝炎等についての患者負担の軽減 |
| 民⑩ | | 当面、療養病床削減計画を凍結 |

＊政：連立政権政策合意のみ　民：民主党マニフェストのみ　無印：双方共通
民主党マニフェストより筆者作成

　全体として、医療費を増大させる方向が打ち出されているが、〔第22項〕（表7）に示したように、新政権下初の改定となった2010（平成22）年の診療報酬改定においては、10年ぶりにトータルの改定率がプラスに転じた。表18に掲げられた項目のいくつか（③、④、⑤等）については、診療報酬改定の中でも取り上げられている。

　ただし、①については、今日のような「デフレ経済」の下ではあまり意味のある目標とは思われない。医療費総額は、近年、自然体では（すなわち診療報酬改定や制度改正がなければ）、年率で3％程度伸びる傾向がある（〔第22項〕表8を参照）。GDPがマイナスないしはゼロ成長の場合、何をしなくても数年後にはOECD平均並みの対GDP比医療費

（9％前後）が容易に実現されることになる。

②については、2009年末に「高齢者医療制度改革会議」が発足し、**後期高齢者医療制度**の廃止を前提として、新制度のあり方についての議論が始まっている。スケジュールとしては、2010年末までに改革案を取りまとめ、2011（平成23）年前半に法案成立、そして2013（平成25）年4月から新制度施行という日程が想定されている。新制度の設計については、現時点では予断を許さないが、長妻厚労相からは**表19**に掲げたような基本的な見直しの方針が示されている。

表19　新たな高齢者医療制度の検討に当たっての基本的な考え方

| | |
|---|---|
| i | 後期高齢者医療制度は廃止する |
| ii | マニフェストで掲げている「地域保険としての一元的運用」の第一段階として、高齢者のための新たな制度を構築する |
| iii | 後期高齢者医療制度の年齢で区分するという問題を解消する制度とする |
| iv | 市町村国保などの負担増に十分配慮する |
| v | 高齢者の保険料が急に増加したり、不公平なものにならないようにする |
| vi | 市町村国保の広域化につながる見直しを行う |

出典：厚生労働省資料より

⑩については、今後の慢性期医療や複合体経営のあり方に大きな影響を及ぼす可能性がある事項であるが、現時点ではまだ明確な方針は示されていない。居住系サービスへの転換という2006年改革の基本的な考え方をどう扱うのか、高齢者にふさわしい適切なケアのあり方をどう考えるのか、十分詰めた検討を行うことが喫緊の課題であると思われる。

# III 医療機関の経営戦略

- ㉞ 急性期医療における基本的なポジショニング
- ㉟ 慢性期医療における基本的なポジショニング
- ㊱ リーダーシップ論①：リーダーとは何か
- ㊲ リーダーシップ論②：医療機関経営とリーダーシップ
- ㊳ リスク・マネジメント①：リスク・マネジメント論入門
- ㊴ リスク・マネジメント②：医療機関経営とリスク因子
- ㊵ リスク・マネジメント③：医療機関経営をめぐるリスクの現状と課題
- ㊶ ケース・スタディ①：急性期病院経営ケース（1）
- ㊷ ケース・スタディ②：急性期病院経営ケース（2）
- ㊸ ケース・スタディ③：急性期病院経営ケース（3）
- ㊹ ケース・スタディ④：急性期病院経営ケース（4）
- ㊺ ケース・スタディ⑤：複合体経営ケース

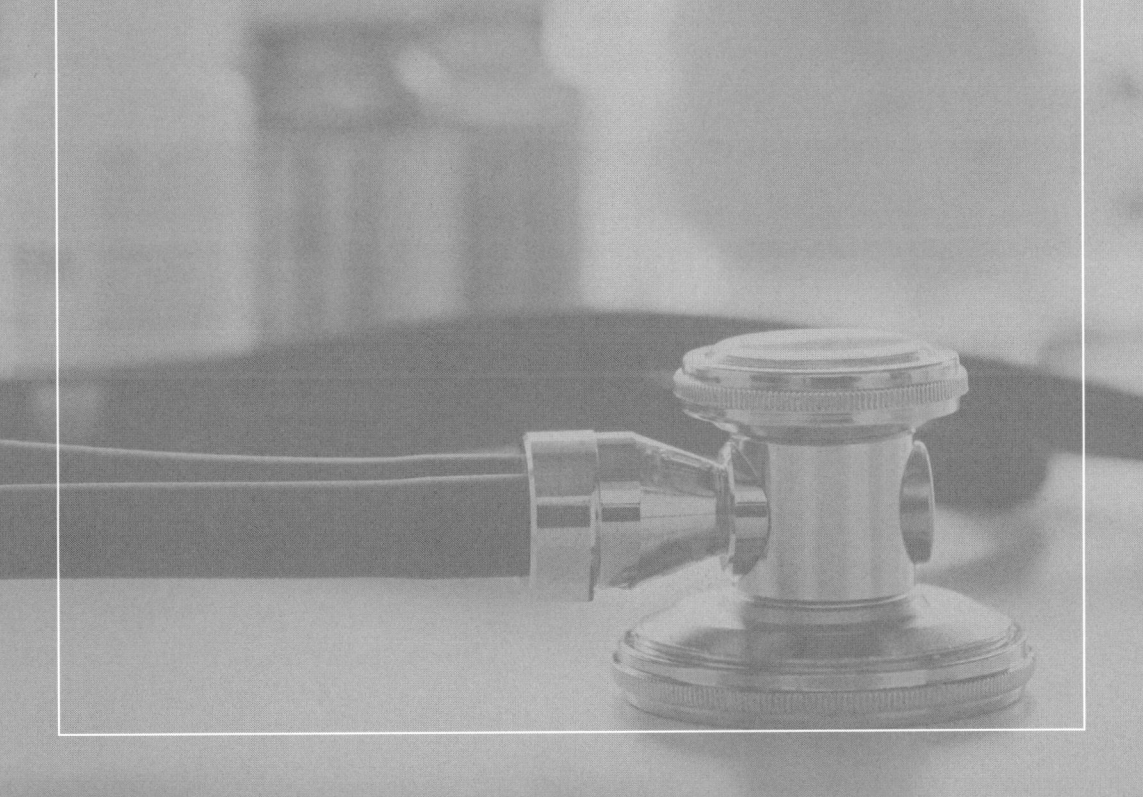

# 34 急性期医療における基本的なポジショニング

## 1 ポジショニング論に基づく医療機関の分析

ここで、〔第5項〕で説明した**ポジショニング論**に基づいて、わが国の医療機関の経営戦略のあり方について考察してみよう。図16は、わが国における医療機関の基本的なポジショニングのあり方を示した簡単な概念図である。

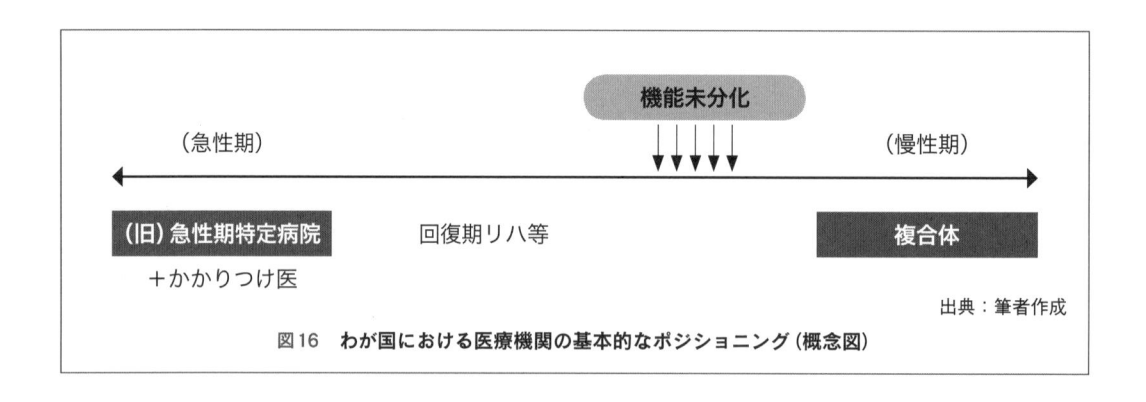

```
        機能未分化
(急性期)    ↓↓↓↓    (慢性期)
←――――――――――――――――――→

(旧)急性期特定病院   回復期リハ等      複合体
 ＋かかりつけ医
                              出典：筆者作成
```

図16　わが国における医療機関の基本的なポジショニング（概念図）

### （1）機能未分化の不明確なポジションが多い日本の医療機関

図16においては、両極を急性期医療と慢性期医療とする仮想的な座標軸が示されている。各医療機関は、この座標軸の上で、自院がどこに位置するのか、どういうポジションをとろうとしているのかを明確化する必要がある。実際には、図16に示したように、日本の医療機関の多くは、急性期医療とも慢性期医療ともつかぬ、機能未分化の中途半端なポジション（いわゆる「**ケア・ミックス**」）にいると考えられる。そのことが、8,000を超える病院、10万近い一般診療所という多くの医療機関および病床の並存と、一般病床でも平均在院日数が18日台という長期入院の状況をもたらしている。しかしながら、全体としての病床数の縮減、スリム化と病床の効率的利用、さらには、より労働集約的な医療サービス提供への転換といった中長期的な大きなトレンドを踏まえれば、こうした中途半端なポジショニングを維持し続けることは次第に困難になってきている。

## (2) 急性期医療における目指すべきポジショニングは「急性期特定病院」

　急性期医療に対応したポジショニングとしては、2000（平成12）年の診療報酬改定で導入され、2006（平成18）年の診療報酬改定で廃止されてしまったが、いわゆる「**急性期特定病院**」（急性期特定入院加算算定病院）的な方向が考えられる。短い在院日数（17日以内）、高い紹介率（30％以上）、外来を抑えた入院中心の医療（外来・入院患者数比率1.5以内）の展開、という基本的な3つの要件は、今後とも急性期医療が目指すべき1つの典型的な姿を指し示している。診療報酬上の評価には直接結びつかなくなったとしても、これらは、急性期病院の基本的な機能を測定する上では、依然として参考になる外形的指標であると思われる。特に、外来・入院患者数比率要件の厳しさから、急性期特定入院加算算定病院は全国で100にも満たなかったという事実は注目してよい。

## (3)「1病院完結型医療」から「地域完結型医療」へのポジションシフト

　病院が診療所と同じように多数の外来患者を診、これを入院につなげるという、患者を「囲い込む」従来の伝統的な経営は、さまざまな局面において次第に困難になってきている。病院の外来部門は一般にそれ自体としては赤字部門であることは明らかである。2008年4月の医療計画の見直しにおいて打ち出された、従来の伝統的な「1病院完結型医療」から、地域のかかりつけ医をはじめとする他の医療機関等との間における機能分担、連携を図る「**地域完結型医療**」へと転換していく必要がある。新たな医療計画におけるいわゆる「4疾病5事業」の機能分担・連携体制において、自院がどのような位置づけとなっているのか、あるいはどのような役割を担おうとしているのかが問われている。

## (4) 7対1看護とDPCの適用は、急性期医療機関における必須前提条件

　また、「急性期特定病院」が廃止された後の急性期病院に対する診療報酬上の評価としては、特に、7対1看護とDPCの適用が重要である。前者は、上述した労働集約型医療サービスへの転換の1つの象徴であるといえる。7対1看護の導入時における混乱等から、これを否定的にとらえる見解もあるが、適当ではない。むしろ国際的な動向等を踏まえれば、急性期医療に関しては、遠からず、5対1看護や4対1看護が当然日程に上ってくることになろう（〔第24項〕・社会保障国民会議の医療・介護費用シミュレーションを参照）。また、DPCについては、単なる支払方式の変更に留まらず、診断群別1日当たり包括払いの導入による医療内容の「**可視化**」および医療機関の経営・管理ツールとしての活用（自院の位置の相対化。いわゆる**ベンチ・マーキング**）が特に重要である。急性期医療を担おうとする医療機関にとっては、この2つの要件のクリアは、当面の必須の前提条件であると考えられる。

# 35 慢性期医療における基本的なポジショニング

## 1 保健・医療・介護・福祉を包括した複合体的経営戦略

### (1)「範囲の経済性」に基づく経営資源の共有とリスク分散

　慢性期医療に対応したポジショニングとしては、いわゆる「**複合体**」(保健・医療・介護・福祉複合体)的な方向が考えられる。「複合体」は、経営学的には、いわゆる「**範囲の経済性**」(Economies of Scope)に関わる戦略であるととらえることができる。「範囲の経済性」とは、複数の製品、サービスや事業の間に共通利用できる経営資源が存在することから、広範囲の事業を展開する中で、いわゆる「シナジー効果(相乗効果)」の発揮が期待できるようなケースを指すものである。「複合体」の場合、医療(療養病床等)、介護(老人保健施設、特別養護老人ホーム等)、保健(健康増進施設等)、福祉(障害者施設等)といった複数の領域にまたがって共通利用できる経営資源が存在し、これらを活用し、一定の効率性を発揮しているものと考えられる。また、医療、介護、福祉といった複数の制度の下で事業を展開することによって、(制度)リスクをある程度分散させる効果も期待できよう。

　こうした「複合体」については、急性期医療におけるポジショニングが、〔第34項〕で述べたように基本的に機能分化と連携のモデルであるのに対し、さまざまな事業分野を内に抱え込むタイプのモデルであるといえる。従来、「複合体」は、民間の医療法人等が展開する重要な経営戦略の一環として機能してきたといわれている。

### (2) 経営の中心的役割を担う療養病床の大規模な再編・スリム化

　しかしながら、多くの複合体において中心的な役割を担ってきた療養病床については、その扱いをめぐって近年大きく政策が揺れている。2006(平成18)年の医療制度構造改革においては、療養病床全体について大規模な再編・スリム化が図られることとなった(〔第30項〕を参照)。実際の療養病床目標数については、2012(平成24)年4月時点において、当初予定された15万床の達成は難しく、22万床前後に緩和された。しかし、いずれにしても、現在の療養病床数約34万床が相当程度削減される方向にあったことは間違いない。また、最終的に介護保険適用型療養病床は廃止され、すべてが医療保険適用型療養病床となることが決められている。

## 2 複合体経営の制度・政策リスクと将来展望

### (1) 急性期医療機関の退院患者に対する「受け皿」としての機能

　一方、2009（平成21）年9月に登場した民主党を中心とする新政権においては、こうした療養病床の削減方針は当分凍結されることとなったが、その代わりにどのような将来展望を描くのかはまだ明らかにされておらず、現時点でそれを予測することは困難である。

　このような、まさに「制度・政策リスク」によって、複合体経営の将来展望が不透明になっている面があることは否めない。病床転換等の重要な経営戦略の策定に当っては、政策の動向を十分見極める必要がある。急性期医療に比べて従来比較的優遇されてきた慢性期医療の経営が、現在難しい局面を迎えていることも確かだろう。

　しかしながら、中長期的な慢性期医療やケアのあり方を展望すると、そこに自ずと見えてくる部分もあるように思われる。第1に、急性期医療に関しては、〔第34項〕あるいは社会保障国民会議のシミュレーション等に示されているように、ある程度「選択と集中」や効率化の方向性が明らかである。入院医療の標準化・効率化、在院日数の短縮等に伴い、多くの入院患者が退院して地域に帰ってくることが予想される。その場合、在宅医療にせよ、**居住系サービス**にせよ、何らかの形の「受け皿」が相当量必要なことは明らかであろう。こうした拡大するニーズに対して、地域の将来像や資源を踏まえた適切なサービス提供体制をどのように構築するかが問われている。

### (2) 在宅系サービス機関との機能分化・連携とプラスαのサービス創出

　第2に、在宅療養支援診療所や訪問看護ステーション等、在宅系サービスの急速な普及拡大を踏まえれば、複合体も従来のように何でも自分の中に取り込むクローズドなシステムではなく、これらと一定の機能分化および連携を図っていく必要が出てくるものと思われる。伝統的な範囲の経済性の追求と、こうした機能分化・連携戦略との統合をどのように図っていくかが、今後の複合体経営上の1つの課題であろう。

　第3に、超高齢社会における基本的な財源問題や、上述したような制度・政策リスクの存在を踏まえれば、医療や介護、福祉等の公的財源の裏打ちのあるサービスに加え、居住系サービスや食事サービス等、高齢者等の多様なニーズに応えうる「プラスα」のサービス展開を図っていく必要がある。「プラスα」としてどのようなものをどの程度考えるかは、まさに当該複合体のミッション・ビジョンに関わる基本的な戦略問題であり、どこにもあてはまる一定の解があるというような問題ではない。その場合、**医・食・住**をどのように組合せ、魅力あるサービスを展開できるかが基本であろう。まさに「パチンコ産業30兆円」論（〔第22項〕を参照）に対する医療提供側の答えが求められているといえる。

# 36 リーダーシップ論①：リーダーとは何か

## 1　リーダーシップおよびリーダーの要件

### ■（1）日本社会全体に蔓延する「リーダー欠乏症候群」

　最近の日本の政治・経済・社会に欠けている要素の中でも重要なものの1つが「**リーダーシップ**」なのではないだろうか。たとえば、政界では、国政の最高責任者である内閣総理大臣が4代続けて任期途中、それも1年そこそこで辞任している（安倍、福田、麻生、鳩山各氏）。これは、その前の小泉内閣が5年半も続いたことへの反動だったのかもしれないが、どんな理由があったにせよ、この大きく激動する世界や時代の中では、きわめて無責任な話だ。また、せっかく本格的な「政権交代」が実現しても、そうした状況に何ら変化がなかったように見えるのは、はなはだお寒い限りだ。海外から見れば、与野党を含め、日本の政治的リーダーの顔はおそらくほとんど識別されていないだろう。政治的リーダーの「劣化」と、それに伴う「賞味期限」の短縮化は、危機的な状況にまできているように思われる。

　一方、経済界についても、ひと頃のような「顔の見える」リーダーはほとんど見られなくなった。バブル経済崩壊後のいわゆる「失われた10年」を経た今日、日本経済を復活させるような説得的なビジョンを提示できる、また少なくとも提示しようという気概を持った経済界のリーダーの存在は寡聞にして知らない。かつての石坂泰三や土光敏夫といった、骨っぽく頑固な、いかにも「財界総理」と呼ばれるにふさわしい経済人は跡を絶ったようだ。どうも日本の政治・経済・社会全般にわたって、リーダーの劣化ないしは「リーダー欠乏症候群」とでも呼ぶべき深刻な現象が起こってきているのではないかと思われる。

### ■（2）リーダーに必要なのはカリスマ性ではなく、taskとミッション

　リーダーとは何か。この問に対して、ドラッカーは次のように答えている。曰く「問題なのは、task（仕事、務め）であり、リーダーはそのtaskを達成するための召使い（servant）に過ぎない」、さらには「リーダーのカリスマ性は問題ではない。問題なのは、リーダーのミッションだ*」。リーダーも、結局のところ、その所属する組織のミッションを達成するためのツールであり、どのようなvalueを実現したかが問われる、そのような存在としてとらえるべきだ、というのである。医療機関におけるリーダーなどはまさにそのよう

な存在であるはずだろう。

> **＊リーダーとミッション**
> ドラッカーは、20世紀における最大の政治的カリスマ・リーダー3人の名を挙げ（ヒトラー、スターリン、毛沢東！）、彼らが他の誰にもまして人類に大きな惨禍をもたらしたリーダーたちであった、としている。

## 2 リーダーシップはリーダーのみでは成立しない

### (1) 大切なのは「人を動かし」、「仕事をさせる」こと

　一方、リーダーシップについて、シュムペーターは多少異なった観点から次のように述べている。「指導者機能とは、（死んだ）可能性を生きたものにし、実在的なものにし、これを遂行することである」、あるいは「指導とは、仕事そのものではなくて、これを通じて他人に影響を及ぼすことを意味する」、また「指導者行為とは、敵陣に切り込むこと自体ではなく、その際に部下を引き連れていくことだ」。

　リーダーシップとは、リーダーのみで成立するものではなく、常にフォロワーの存在、あるいはフォロワーの行動にどういう影響を与えているかが重要であるということになる。リーダーの有り様は必ずしも常に「率先垂範」とは限らない。大切なのは「人を動かし」、「仕事をさせる」ことなのである。まさに「自ら敵陣に切り込むこと自体」ではなく、「部下がついてくるかどうか」が、リーダーの能力として問われるということになる。

### (2) 医療機関における理想的リーダー像

　医療機関の場合でいえば、小規模な病院等では、院長自らがメスを握り、スタッフを引っ張っていくという姿がよく見られる。野球でいえば「プレイイング・マネジャー」タイプといえようか。もちろん、こういったタイプのリーダーシップがあってもよい。「リーダーの背中を見て」スタッフがついてくるのであれば、それは立派なリーダーシップの有りようだ。しかし、誤解してはならないのは、この場合大切なのは「スタッフがついてくる」ということであって、リーダー自身が「率先垂範」していることではない、ということだ。いくら「率先垂範」していても、スタッフがついてこないようでは、「裸の王様」の「ひとりよがり」ということになる（そういった事例は結構多いのではないだろうか）。むしろ、医療機関における凄みのあるリーダーとは、逆説的だが、「常に暇であるような顔をしていて」、「あまり診療の現場に口出しをしているようにも見受けられず」、しかしスタッフが「リーダーの意を戴して動いている」ような組織を率いている院長、ということになろうか。

# 37 リーダーシップ論②：医療機関経営とリーダーシップ

## 1 組織に対する忠誠心や求心力が働きにくい集団におけるリーダーの役割

　日本の医療機関経営組織の特色については、〔第9項〕および〔第10項〕で述べたとおりである。多種多様な「有資格」の専門職集団から構成される医療機関経営組織においては、「タコツボ化」がはびこりやすく、また、医師については伝統的な医局支配等の影響もあって、組織に対する忠誠心や求心力が働きにくい構造になっている。現在働いている医療機関であっても、しょせん「腰掛け」に過ぎず、出身の大学医局の方を向いていたり、学会（発表）の方を向いていたりする。また、もっと雇用条件のよいところがあれば、いつでもそこを辞めて移ることにやぶさかではない、ということにもなる。このような組織において、いかにして求心力を高め、人々に組織の方を向かせることができるか、が重要である。医療機関におけるリーダーとは、そのような役割を担うべき存在に他ならない。

## 2 求められるのは相互補完的なCSとESの関係性を踏まえたアプローチ

### （1）サービス業の究極の目的は顧客の満足度を高めること

　最近、「顧客満足（**CS**：Customer Satisfaction）」ということが、各方面で論じられるようになってきている。医療もその例外ではない。CSをいかに高めるかが医療機関経営にとっての重要課題である、などとよくいわれる。確かに、医療を含むサービス業の究極の目的は、当該サービスの提供によって、消費者である顧客の満足度を高めることにある。Value for money（VFM）といわれるように、「顧客の支払いに対して最も価値の高いサービスを供給する」ことは、サービス供給者の責務でもある。一方で、近年、医療の世界では、「患者中心の医療（Patient Centeredness）」ということもよく取り上げられるようになってきている（〔第13項〕を参照）。CS重視といい、患者中心の医療といい、いずれもこれまでの伝統的な医療サービスの提供において必ずしも十分配慮されていたとはいいがたい考え方や姿勢であった。それらが重視されるようになってきたということは、それなりに

評価できることであろう。

## (2) 職員がやりがいを感じて嬉々として働ける職場でないと、いい医療は提供できない

　しかしながら、それだけで十分か、というと、そうはいえない。後述する岩永勝義氏によれば、「CSに加えて、プロの医療専門家の集団である医療機関においては、ES（従業員満足：Employee Satisfaction）がきわめて重要だ」ということになる。つまり、「職員がやりがいや生きがいを感じて、嬉々として働けるような職場でないと、いい医療は提供できない」し、「そもそも医者や看護師が集まらないような病院に患者が来るか!?」ということにもなる。

　後者の考え方は、いわゆる「マグネット・ホスピタル（Magnet Hospitals）」にも通ずる発想である*。「マグネット・ホスピタル」というのは、もともと看護の世界で使われてきた概念であるが、近年では、医師等も含めた医療専門職を引き付けるだけの「魅力ある病院」という意味合いで使われている。

## (3) CSとESは矛盾・対立するものではなく、「相互補完的」な関係

　なぜ、医療においては、CSと並んで、あるいはそれ以上にESが重要なのだろうか。この点に関しては、岩永氏は次のように述べている。
　「真のプロの技術者としての医療者は、何よりも自分の提供した医療サービスによって患者が治癒し、軽快し、あるいは苦しみが少しでも軽減されることに最大の喜びを見出す。そのためだったら、多少の自己犠牲は問わないほどだ。こうした真のプロが、やりがいや生きがいを感じて働ける病院であれば、必ず患者のためになる質の高い医療が提供されるはずだ」（尾形裕也（2009）『志なき医療者はされ！　岩永勝義・病院経営を語る』MASブレーン）
　つまり、CSとESは、相互に矛盾する「トレード・オフ」の関係や、「ゼロ・サム・ゲーム」の関係にあるのではなく、「相互補完的」なものである、ということだ。ESの高い病院であればCSも高くなるし、逆にESが低い病院でCSだけが高いということは通常はないということになる。こうした医療者の特性を踏まえたリーダーのあり方ということが重要な課題になる。

---

**＊マグネット・ホスピタル**
「マグネット・ホスピタル」は、1970年代から80年代のアメリカにおける「看護職員不足」の時代に、ANCC（全米看護職資格センター）が、看護職員の確保・定着のために医療機関が有すべき性質（看護職員を引き付ける「磁力」）を挙げたことから始まっ

ている。「マグネット・ホスピタル」は、現在は、14の「磁力」として、次の項目に整理されている。すなわち、①看護のリーダーシップの質、②組織構造（フラットで分権的な構造等）、③経営スタイル（参加型、フィードバックの仕組み等）、④人事政策及びプログラム（給与等雇用条件に加え、プロとしての教育研修、ワーク・ライフバランス等を考慮した人事）、⑤プロフェッショナルなケアのモデルの提供、⑥ケアの質、⑦質の改善、⑧十分なスタッフの確保、⑨看護ケアの自律性、⑩他の医療機関等との連携、⑪教師としての看護職員、⑫看護のイメージ、⑬他職種との協働、⑭プロとしての成長（教育研修システム）である。これらは、単に看護職員の確保・定着対策というよりは、優れた医療機関が有すべき一般的な要件であるといっても過言ではない。最近では、医師が集まりやすい病院として「マグネット・ホスピタル」をとらえようという動きもある（伊藤恒敏編著（2008）『マグネット・ホスピタル』日本医療企画を参照）。

## 38 リスク・マネジメント①：リスク・マネジメント論入門

### 1 リスクをめぐる基本的諸問題

「**リスク**」あるいは「**リスク・マネジメント**」という言葉は、近年、医療界のみならず、広く使われるようになってきているが、その厳密な意味については必ずしも明らかではないように思われる。たとえば、「リスク」と「不確実性」とはどう違うのか*。医療機関の経営リスクにはどんなものがあり、それらは、一般の企業経営の場合と比べてどのような特色があるのか。つづめていえば、医療機関の経営リスクは大きいのか、小さいのか。ここでは、リスクをめぐるこうした基本的な諸問題について考察してみよう。

#### (1) 経営（経済活動）は「リスクをとる」活動にほかならない

まず、リスクの問題を考えるに当たっては、リスクはあらゆる活動につきものであるという基本的な事実から出発する必要がある。たとえば、経済活動においては、「企業（enterprise）」という言葉は同時に「冒険」という意味合いを色濃く有している。アメリカの人気SFドラマ「スター・トレック」シリーズに登場する宇宙船の名前は、（もちろん第2次世界大戦における名空母やその後の原子力空母の名前を意識した）「エンタープライズ」号だった。それこそ「冒険商人」の時代から、経済活動とはまさに「リスクをとる」活動であり、企業家精神とは冒険家の精神に他ならなかった。20世紀最大の経済学者であるケインズは、こうした企業家精神を「動物的な血気（animal spirit）」、すなわち「不活動よりも活動へと向かう自生的な衝動」と呼んでいる。

#### (2) リスクは今や回避すべきものではなく、支配すべきもの

こうしたリスクに挑戦し、「不活動よりも活動へと向かう自生的な衝動」が前面に出てくるところでは、同時に、それらの活動に伴って発生するリスクという現象についての関心も高まらざるをえない。リスクはいまやそれを回避すべく逃げまわるものではなく、積極的に管理し、できることなら支配すべきもの、ということになる。海上保険が冒険商人たちの活動と結びついて発達してきたことは決して偶然ではない。リスクテイキングな活動のないところに、リスク・マネジメントなどという発想はそもそも起こりようがないのである。

> **＊リスクと不確実性**
>
> 伝統的な経済学においては、「リスク（risk）」とは、「経済主体が直面するランダムな現象が特定の数量的確率によって表現しうるような場合」を指すのに対し、そのような確率と結びつけることができない場合を「不確実性（uncertainty）」と呼んでいる。つまり、同じ不確実な事象といっても二種類あって、一つは当該事象の結果についての確率分布があらかじめわかっている場合（リスク）であり、もう一つはそうした確率分布についての知識がないような場合（不確実性）である。
>
> しかしながら、現実には両者の区別は相対的なものであり、しばしば混用されている。本稿においても、「リスク」という用語は、不確実性も含めた広い意味で使っている。

## 2　医療機関におけるリスク・マネジメントの視点

### (1)「護送船団方式」であらゆる事業にリスクを避けてきた日本の土壌

さて、ひるがえって日本の状況を考えてみよう。「日本の経済では投資だけでなくあらゆる事業にリスクを避けてきたという土壌がある」という評価がある（島田晴雄・大田弘子編著（1995）『安全と安心の経済学』岩波書店）。いわゆる「護送船団方式」の下で、最も船足の遅い船に合わせた速度ですべての船が進み、順風満帆、右肩上がりの成長が続いている限り、あえて単独でリスクをとり、危険な横道にそれようなどという輩は出てくるはずもなかった。本来「リスクをとる」ことが主眼であるはずの企業社会においてさえ、まさに「赤信号、みんなで渡ればこわくない」式の行動様式が一般的だったのである。こうした風土や環境の下では、リスクやリスク・マネジメントに対する関心が薄かったのはむしろ当然であったといえる。アメリカでは、企業で一朝事があったとき、机の中からおもむろに日頃準備していたリスクシミュレーション資料を取り出し、的確な指示を出したリスクマネジャーが高く評価され、昇進したのに対し、日本で日頃そんなシミュレーションをやっていると、「縁起でもない」として担当者が左遷されるのがオチだ、という笑えぬ笑い話があったほどだ。

### (2) リスク・マネジメントは、大きな経済社会全体のトレンドの中で考える

しかしながら、こうした態度は、決してリスクに立ち向かう正しい態度とはいえない。前述したように、リスクはあらゆる活動についてまわるものであって、一般に活動的であればあるほど随伴するリスクは増大するものと考えられる。現代の経済社会において、まったく活動を停止することは考えられない以上、大切なのはリスクを無視したり、逃げ回ったりすることではなく、いかに上手にリスクと付き合い、それを管理するか、ということ

なのである。
「安全と水はタダで手に入ると思い込んでいる幸福な民族」だった日本人に関しても、1990年代以降、続発する事件や災害等の結果、その安全性や安定性信仰が大きく揺らいできている。もはやリスクについて語ることは、「縁起でもない」などと言って逃げてはいられなくなってきている。

　従来の伝統的なリスク観やリスク管理についての考え方も大きく変わらざるをえないし、また変わろうとしている。医療機関のリスク・マネジメントの問題を考えるに当たっても、こうした大きな経済社会全体のトレンドの中で考えていく必要がある。

# 39 リスク・マネジメント②：医療機関経営とリスク因子

## 1　一般企業にあって医療機関にない経営リスク

　医療機関の経営を考える際には、一般企業の経営と比較して、少なくともいくつかの重要なリスク因子が欠落している、という基本的な事実をまずおさえておく必要がある。

### (1) 価格差別化の余地が小さく、価格競争リスクは小さい

　第1に、医療は、全体として非常に規制色の強い分野である。このことは、基本的に医療が人の命に関わるサービスであるということに関連しているが、財政面で見ても、国民医療費の86％は、社会保険料か租税という強制的に徴収される財源（公租公課）で支えられている（〔第19項〕参照）。提供される医療サービスの内容および医療費の水準は強い政府の規制の下におかれ、医療サービスの値段は一部を除き、ほとんどが公定価格（診療報酬）によって決められている。わが国の医療については、価格差別化の余地はきわめて小さい（〔第6項〕参照）。医療機関の経営者はしばしばこうした規制の存在を非難するが、実は規制にはもう1つの側面、すなわち「経営リスクの軽減」という側面があることを見落とすべきではない。後述するように、「値決め」の必要がほとんどない医療機関の経営は、企業経営に比べ、重要なリスク要因から遮断されているといえる。もちろん、一方で、「制度リスク」とも呼ぶべき、診療報酬改定や制度改革のリスクがあることは事実であるが、それらは注意深く政策や制度の動向をウオッチしていれば、ある程度予測可能なものであると思われる。

### (2) 安定した需要がほぼコンスタントに見込める「不況に強い産業」

　第2に、医療サービスに対する需要は、その価格および所得に対する弾力性*が相対的に小さいという特色がある。医療サービスは必需財的な性格が強いものであり、その価格や消費者の所得が少々変動したからといって、医療に対する需要が大きく変動するというものではない。俗にいわれるように、「医療は不況に強い産業」なのであり、安定した需要がほぼコンスタントに見込めるという意味では、企業経営に比べ、相対的に経営リスクは小さいといえる。

> **＊弾力性**
> 「弾力性」は、経済分析等で多用される重要な概念である。たとえば、需要の価格弾力性 $\varepsilon$ は、次の式で表わされる。
> $$\varepsilon = \frac{-\triangle D / D}{\triangle P / P}$$
> すなわち、価格Pが1％変動したときに需要Dが何％変動したかを示している。同じく需要の所得弾力性 $\delta$ は、
> $$\delta = \frac{\triangle D / D}{\triangle Y / Y}$$
> すなわち、消費者の所得Yが1％変動したときに需要が何％変動するかで表わされる。

## (3) 限定された競争下での既得権益優位

第3に、第1の規制の結果、他の自由な市場競争が行われている分野に比べ、医療分野においては競争がきわめて限られている、という点に留意する必要がある。たとえば、医療法によって営利企業の参入は原則禁止されているし、医療法人は配当ができないこととされている。また、医療計画による病床規制は、当該医療圏における新規参入を規制し、結果的に既得権益を保護する効果を有している。これらの規制を通じ、実質的な競争のリスクは大幅に軽減されているといえるだろう。

## (4) 国際的なリスク要因からの遮断ないし欠落

第4に、医療サービスの消費は、少なくとも現時点においてはほぼ国内市場に限られている、という点が挙げられる。同じサービスといっても、たとえば情報や電気通信などが典型的であるように、国境をはるかに越えたサービスの需要・供給が行われている場合とは違って、医療の場合、そのサービスの需給はほぼ国内市場に限られているといってよい。近年、「(国際)**メディカル・ツーリズム**」が脚光を浴びるようになってきつつあるが、まだ現時点では、その影響はきわめて限られたものである。大部分の医療サービスの需給は国内完結型であるといえる。このことは、「国境」というボーダーを越えることに伴う種々のリスクが医療の場合には基本的に欠けているということを意味する。医療機関の経営者は、海外に展開した支店や現地法人をめぐるさまざまな「カントリー・リスク」に思い悩むことはまずないといってよい。また、為替レートの変動や株価の動向などに一喜一憂する必要もない。輸入品が多くを占める医療機器や医薬品などの場合には、長期的に多少の影響は出てくるかもしれないが、それも大きなものではない。こうした国際的なリスク要因からの遮断ないしはその欠落は、医療機関の経営を一般の企業経営の場合と分かつ1つの重要な要因であると考えられる。

# 40 リスク・マネジメント③：医療機関経営をめぐるリスクの現状と課題

医療機関経営をめぐるリスクにはさまざまなものが考えられる。ここでは、それらの中でも代表的と考えられる次の3つのリスクについて検討してみよう。

## 1 狭義の経営に関わるリスク

広義の経営（マネジメント）というのは、組織の運営全般に関わることであるが、ここでは、もう少し狭義の、「経営収支」といったような意味合いでの医療機関の経営について見てみよう。すでに〔第39項〕で述べたように、この面では、医療機関は従来、基本的に他の企業等の場合に比べ、相対的に大きなリスクに直面することなく経営が行われてきたといえる。しかしながら、日本の経済社会全体の構造的ともいえる大きな変化の中で、こうした伝統的な「低リスク性」という医療機関経営の特徴も変わろうとしている。横並びの護送船団方式は、マクロ的な医療費の伸び率が鈍化する中で、医療機関間の経営格差が拡大することによって、実質的には崩れつつある。長引くデフレ経済の中で、医業それ自体は安泰であったとしても、取引先企業の破綻等によって未収金や回収不能債権が増大し、それが医業経営に影響することも起こりうる。外注化やアウトソーシングの進展は経営戦略上必要だとしても、それによって新たなリスクを負う可能性もある。さらに、規制緩和を基調とする医療制度改革は、医療機関経営にとって、経営選択肢の拡大という意味ではチャンスの増大につながるが、同時にそのことはリスクを拡大する方向でもある。たとえば、**混合診療の拡大**は、提供する医療サービスに対する「値決め」の余地の拡大に他ならず、医療機関の経営上の選択肢は広がるが、同時に「値決め」の失敗による経営リスクも増大することには留意する必要がある。

## 2 医療サービス提供に関わるリスク

医療行為は、生体にメスを入れたり、異物（医薬品等）を注入したり、といったように、外形的に見れば、傷害行為とあまり異ならない行為であるといえる。ただ、医療の場合は傷病を治療し、患者を癒すという崇高な目的があるからそれが許されているにすぎない。治療はある意味では「諸刃の剣」であり、傷病を「治す」面と同時に、常にある程度は人体

に悪影響を及ぼす面を有している。このことを端的に表わしているのが、医薬品の副作用や予防接種に伴う事故の発生である。どのように最新の知見に基づき、良心的かつ細心に医療サービスを提供したとしても、現実の疾患や患者の有する多様性等の結果、一定の確率でこうした不幸な事態が起こるリスクを完全に除去することはできない。こうしたリスクは医療サービスの提供と本質的に結びついた存在であるといえる。

それに加えて、いわゆる**医療過誤**\*の問題がある。To err is human. というIOM（Institute of Medicine）の有名な言葉があるように、人間はミスをする存在であるが、「諸刃の剣」である医療の場でそれが起こると、取り返しのつかない結果をもたらすことも多い。人の命に関わる特殊なサービスであるという意味では、医療サービス提供に関わるリスクはやはり大きいといえる。医療の場における「リスク・マネジメント」がもっぱらこれらの**医療事故**\*に対する対応となっていることも故なしとしない。

> **＊医療過誤、医療事故**
> 医療事故、医療過誤については、厚生労働省「リスクマネジメントマニュアル作成指針」において、次のような定義がされている。「医療事故」とは、医療に関わる場所で、医療の全過程において発生するすべての人身事故のことであり、医療従事者の過誤、過失の有無を問わない。「医療過誤」とは医療事故の一類型であって、医療従事者が、医療の遂行において、医療的準則に違反して患者に被害を発生させた行為をいう。

## 3 環境リスク

医療機関の事業活動に伴って、さまざまな環境への負荷が生じる。これらは基本的には医療サービス提供に伴って生じるリスクであるが、サービスそのものに随伴するというよりは、外部の環境へ医療サービス提供の副産物や廃棄物が排出されて影響を及ぼすという形態をとる。地域住民にとって、医療機関は基本的には必要不可欠な施設であるが、同時に「迷惑施設」的な要素もある。欧米諸国では「Green Hospital」という概念や運動が提唱され、環境と調和した持続可能な病院活動が追求されているが、こうした発想は日本の医療機関経営においても必要であろう。

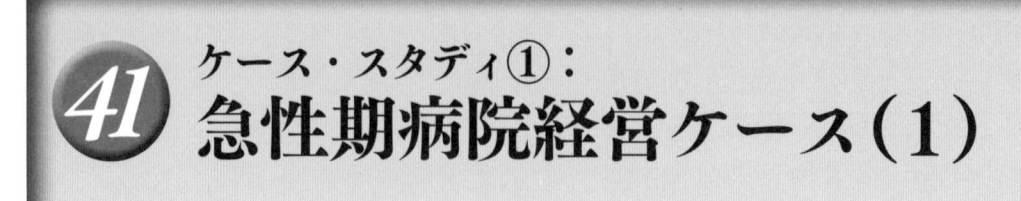

# 41 ケース・スタディ①：急性期病院経営ケース（1）

## 1 明確なポジショニングで独自の地位を確立する熊本中央病院

　ここでは、実際の医療機関経営ケースとして、国家公務員共済組合連合会・熊本中央病院の事例を取り上げる。熊本中央病院は、表20に示したように、病床数361床を有する急性期病院である。現在は、熊本市の郊外に立地している熊本中央病院は、熊本医療圏という全国でも有数の「激戦区」において、明確な「ポジショニング」によって、独自の地位を確立している。その戦略展開を支えているのが、前院長の強力なリーダーシップによるミッションおよびビジョンの明確化である。以下では、熊本中央病院の基本的な経営戦略について概説しよう*。

表20　熊本中央病院のプロフィール（2001年度データ）

| | |
|---|---|
| 開設 | 1951（昭和26）年4月 |
| 開設主体 | 国家公務員共済組合連合会 |
| 病床数等 | 一般病床361床（うち個室51床）、17診療科 |
| 職員数 | 530名（医師85名、看護師329名） |
| 入院患者数（1日当たり） | 307名（病床利用率85％） |
| 外来患者数（1日当たり） | 501名（外来・入院患者数比率1.2） |
| 入院診療単価 | 67,268円 |
| 外来診療単価 | 15,650円 |
| 紹介率 | 70.1％ |
| 平均在院日数 | 12日 |
| 経常利益 | 600百万円 |

熊本中央病院資料より筆者作成

## 2 従来の経営手法と一線を画した「短期×高機能の入院医療」

### (1)「選択と集中」が生んだ高い医療技術水準と手厚い人員配置

　表20に明らかに示されているように、熊本中央病院は、短い在院日数の下で高機能の入院医療に特化するという明確な戦略的ポジショニングをとっている。在院日数は日本の標準から見るとかなり短いし、外来・入院患者数比率もほとんど1に近い水準にある。熊本中央病院の経営戦略は、外来患者を多数集め、それを「入院へつなげていく」という伝統的な病院経営手法とは明確に一線を画している。一方、同病院における医療技術水準の高さには定評があり、入院の診療単価は同規模の一般病院等に比べ相当高い水準にある。

このため、手厚い人員配置を行う（7対1看護等）とともに、診療科も呼吸器科、循環器科、整形外科等を中心にかなり絞っている。いわゆる「**選択と集中**」が病院経営において徹底しているといえる。その結果、**表20**に示されているように、同病院は、国家公務員共済組合連合会グループ病院の中でも随一といえる良好な経営状況を継続してきている。

## （2）地域医療における徹底した機能分化と連携で激戦区をリード

こうした高機能入院医療への特化を支えているのが、地域における医療の**機能分化と連携**の推進である。熊本医療圏は医療資源が豊富にあり、競争も熾烈である。既存病床数が基準病床数を大幅に上回っており、狭い地域に多くの病床、病院がひしめく「激戦区」となっている。特に熊本市内には、大学病院や国立医療センター等を含む7つの急性期の高機能病院が競合している。そうした中で、熊本中央病院は早くから地域の診療所や中小病院との間の機能分化と連携を積極的に進めてきた。

## （3）7割を超える紹介率は常識破りの判断と地道な地域交流の積み重ねの結果

熊本市郊外の現在地に移転新築したのは1997（平成9）年1月のことであったが、当時は文字どおり田んぼばかりの「何もない」不便なところだった。「中央病院」という呼称が示しているように、もともとは市内の中心地に立地していたのを、わざわざ郊外の辺鄙なところに移転したのである。この決定に対しては、当然のことながら関係者等から強い反対があったのを、あえて押し切った。その背景には、高機能の急性期入院医療（非救急型）を担う病院にとっては、アクセスがよいことは必ずしもよいことではない、という従来の常識を覆す判断があった。むしろ「アクセスが悪くても来てもらえるような高いレベルの病院」、「プライマリーケアを担う地域の開業医等とは異なるポジショニング」を目指したのである。「フリーアクセス」が原則とされる日本において高機能の（非救急型）入院医療を維持するためには、常識とは反し、むしろアクセスが悪いことが重要な前提になる。こうした基本的な経営戦略とともに、30年以上にわたるカンファレンスや勉強会の開催という地道な努力の積み重ねが地域の医療機関や医師との信頼関係につながり、結果的に現在の7割を超える紹介率をもたらしている。

---

＊以下、〔第41項〕から〔第44項〕の記述については、基本的に尾形裕也（2009）『志なき医療者は去れ！ 岩永勝義、病院経営を語る』（MASブレーン）による。

## 42 ケース・スタディ②：急性期病院経営ケース（2）

### 1 成功要因は強いリーダーシップに基づくミッション・ビジョン・ストラテジーの明確化

　前項で概説した熊本中央病院のプロフィールおよびその結果としての良好な病院経営実績は偶然の産物ではなく、実は、岩永勝義前院長（現顧問）の強い**リーダーシップ**の下における**ミッション・ビジョン・ストラテジー**の明確化の賜物であった。その組織は何のために存在するのか（ミッション）、現在および将来をどのように展望するのか（ビジョン）、そのために何をなすべきか（ストラテジー）を常に徹底して考え抜き、全職員に明確な言葉でこれを語り、実行してきたことこそが今日の同病院を成り立たせている基本である。

　熊本中央病院のミッションは、何よりもまず高いレベルの急性期入院医療（非救急型）の提供であり、ビジョンとしては、地域における機能分化と連携の進展を早くから見通してきた。1987（昭和62）年に岩永前院長が中心となって院内でとりまとめた「将来ビジョン」には、①総合病院*との決別、②診療所機能（ことに外来）・慢性疾患との決別、③医療資源に対する効率の追求が明確に掲げられていた。今から20年以上も前の時点において、今日の医療の姿（ないしは今後進むべき方向性）がほぼ正確にとらえられていたといえる。こうした明確なミッションとビジョンの上に、「アクセスの悪い辺鄙な土地への移転新築」を含む具体的なストラテジーが展開されてきたのである。

---

＊**総合病院**
1997（平成9）年の第3次医療法改正以前にあった医療法上の制度である。病床数100床以上を有し、少なくとも内科、外科、産婦人科、眼科、耳鼻咽喉科の5診療科をそろえている場合には「総合病院」を名乗ることができた。現在でも「○○総合病院」を名乗っている病院の多くはその当時の名残りであると考えられる。総合病院制度は医療政策上の役割や機能が不明確であったことから、医療法改正によって廃止され、それに代わって、「**地域医療支援病院**」制度が導入された。地域医療支援病院は、地域における医療の確保のために必要な支援を行う病院として、原則紹介外来制、オープンシステム等の要件が規定されている。

## 2 独自のミッションに、独自のビジョン、独自のストラテジーを

 このことは、逆にいえば、こうした、「アクセスの悪い辺鄙な土地への移転新築」という戦略が、常に適切な戦略であるとは限らない、ということを意味する。これはあくまでも「高いレベルの急性期入院医療(非救急型)」の追求という熊本中央病院のミッションに基づくストラテジーなのであって、たとえば、これが「高いレベルの急性期入院医療(救急型)」であったら、どうだろうか。そのようなミッションを持った病院の立地戦略が「アクセスの悪い辺鄙な土地への移転新築」などであるはずがないことは明らかであろう。救急医療を展開するためには、物理的な距離はともかく、時間距離が決定的に重要である。この場合はむしろ医療需要発生地点からのアクセス時間が立地戦略の決定上最も重要な要素ということになろう。

 すでに〔第3項〕においても説明したように、ミッション→ビジョン→ストラテジーこそが組織経営論における基本中の基本であり、そこをおろそかにしていては、当該医療機関独自の戦略などは出てくるはずもない*。そのことを熊本中央病院の事例は明確に示しているといえる。

---

**＊医療機関における独自戦略**
医療機関のホームページを見ると、最近、冒頭に「当院の使命」であるとか、「当院の経営理念」といった事柄を掲げているものも多い。そのこと自体は当該医療機関のミッションを明示しようとしているものであり、結構なことであると思われる。〔第3項〕の囲みで取り上げた「ウチの病院の経営理念って何だっけ？」とのたまわった院長に比べれば、これははるかにまっとうな試みであると評価できる。ただ、その内容を見ると(あえて多少辛口の批評をするならば)、画一的で、大体似たような文句が並んでいる場合が多いようだ。いわく「患者本位の医療を展開し、患者のQOLの改善に努める」、「奉仕の精神で何よりも患者のために尽くす」、あるいは「地域の住民の健康と福祉の増進に寄与し、地域医療を支える」等々……。これらがミッションでないとはいわない。こうした事項が医療機関が一般に目指すべき大切な方向性を示しているということを否定するものではない。しかし、これらは決して当該医療機関独自のミッションとはいえない。これらはおよそ医療機関であればどこでも当てはまるような理念である。そして、どこでも当てはまるようなミッションからはどこでも当てはまるようなストラテジーしか出てこない、ということに留意する必要がある。当該医療機関独自のストラテジーを構築するためには、当該医療機関独自のミッションから出発する必要があるのである。

# 43 ケース・スタディ③：急性期病院経営ケース（3）

## 1　熊本中央病院前院長のリーダーシップ語録（1）

　本項および次項においては、熊本中央病院の事例について、さらに岩永勝義前院長の「リーダーシップ」をめぐる議論に焦点を絞って、検討する。ここでは、岩永前院長の「語録」をいくつか示し、それらについての簡単な解説を付すことにより、医療機関経営におけるリーダーシップのあり方を探ることとしたい。解説は、前後の文脈やこれらの言葉が出てきた背景、必要最小限度の用語の説明程度にとどめているので、読者は、岩永前院長の口吻（特に逆説的・偽悪的（!?）な表現に込められた真実）をじっくりと味わっていただきたい。

**語録①：「病院は経営ではない、運営に過ぎない」**
＜解説＞今日、医療界において、「病院経営」という言葉は、あまり深い自覚なしに使われている。しかしながら、実は、そのほとんどが公定価格である診療報酬によって規定されている日本の医療においては、病院の経営は、「価格決定を通じてリスクをとる」という言葉の本来の意味での「経営」ではなく、「運営」にすぎない、ということを意味した言葉である。京セラの創業者として高名な稲盛和夫氏によれば、「**値決めが経営**」であるという。つまり、経営者は、市場に提供する商品やサービスの価格をいくらに設定するかという問題（「値決め」）に文字どおり心血を注ぐのであって、「値決め」は他の誰にも任せることのできない、経営トップが自らの責任において判断すべき最重要な意思決定である。市場に受け入れられる最適な価格がいくらであるのかは、あらかじめわかっているわけではない。「値決め」は、文字どおり企業の死命を制する「リスクをとる」行為なのである。そういった意味では、（自由診療や保険外併用療養費といった例外を除けば）ほとんどが保険診療、すなわち診療報酬という公定価格の体系によって規定されている日本の医療は、企業経営でいうような意味での「経営」ではなく、「運営」にすぎない。岩永前院長にいわせれば、「病院経営なんて、簡単や」ということにもなる（!?）。

**語録②：「急性期（非救急型）高機能病院は、アクセスの悪いところにこそ立地すべきだ」**
　　　　「ブティックで、コンビニと同じものを売っているか？」
＜解説＞前段は、すでに〔第41項〕および〔第42項〕において説明したとおりであり、一

見無謀かつ非常識に見える立地戦略が、実は熊本中央病院が担うべきミッションとビジョンについての深い洞察に基づくものであった、という見事な事例である。そのことは、「バスが病院の構内まで来るようになったのは、実は迷惑な話だ」とか、「患者が下駄履きで気軽にウチの病院に来られては困る」といった言葉を経て、後段の言葉につながっている。これらの言葉は、患者の病院へのアクセスのよさばかりを追求し、「バスが来るようにさえなれば、病院経営が改善する」などと考えがちな旧来の病院経営者の考え方とは鋭く対立するものであった。熊本中央病院を、何でも売っている身近な「コンビニ」ではなく、多少敷居の高い「ブティック」と規定していることは、マイケル・E・ポーターが強調する「ポジショニング」が明確であるということを意味している。まさに「あれもこれも」ではなく、「あれかこれか」の選択なのである(ポジショニング論については、〔第5項〕および〔第34項〕を参照)。

**語録③**:「「『患者様』なんて、絶対いうな。医療者と患者が対等の同じ目線で向き合わなければならない」

＜解説＞消費者重視という、一般の経済社会ではごく当然のことが、これまでの医療界では必ずしも当然ではなかったという事実がある。「黙って自分について来い」式のパターナリスティック(家父長制的)な対応というのが、伝統的な医療界の一般的な態度であった。そうした中で、ようやく2006(平成18)年の医療法改正において、「患者による医療の選択」ということが前面に打ち出されてきた。医療機関側も、自分たち供給サイドの都合ではなく、医療サービスの最終消費者である患者の都合第一という姿勢に変わりつつある。そのこと自体は当然であり、結構なことだが、一方、一部には行き過ぎも見られる。「患者様」もその一例であり、その慇懃無礼な語感に違和感を覚える患者も多いものと思われる。医療は本来「情報の非対称性」が大きいサービスであり、十分な説明と納得(インフォームド・コンセント)が求められる。その際、患者は単なる受け身の「お客様」(患者様)ではなく、医療者とともに、自らの病気やけがの治療に積極的に立ち向かっていこうとする「パートナー」であることが望まれる。そして、こうした患者の治療への積極的な参加が、結局、より良い治療の成果にもつながるということが、最近の研究でも明らかにされてきている。岩永前院長のこの言葉には、医療者と患者を対等の存在と見て、ともに病気やけがに立ち向かっていこうという基本的な態度が読み取れる。

… III 医療機関の経営戦略

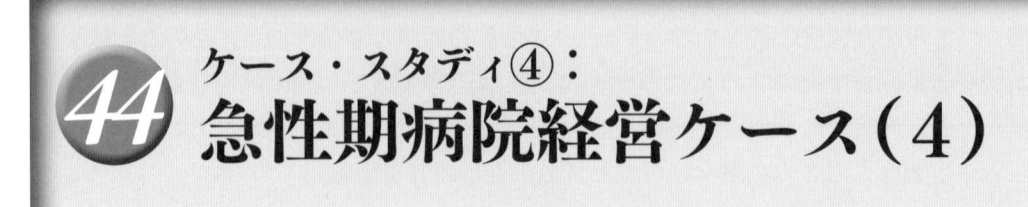

# 44 ケース・スタディ④：急性期病院経営ケース（4）

## 1 熊本中央病院前院長のリーダーシップ語録（2）

**語録④**：「急性期病院の顧客は、患者と、ディーラーとしてのかかりつけ医だ」

＜解説＞企業や組織の「**顧客**」が誰なのかを考えるのは、マーケティングの基本である。医療機関の「顧客」としては、通常、直接の医療サービスの受け手である患者を考える。そして、患者の中でも、特にどの層の、どういったニーズに応えるかといった「マーケット・セグメンテーション（市場の細分化）」を考えるのが普通のやり方だ。しかし、岩永前院長は、その前に、「熊本中央病院の「顧客」は、患者だけではない」と考える。紹介外来を中心とする熊本中央病院にとって、重要な「顧客」は、むしろ患者を紹介してくれる、かかりつけの医師のいる診療所や中小病院である。熊本中央病院を「自動車メーカー」にたとえれば、これらの医療機関は、いわば、乗用車の販売における「ディーラー」のような存在である。そして、メーカーにとって、ディーラーは、直接の消費者と並ぶ重要な「顧客」である。事実、熊本中央病院は、これらの医療機関に対して、現地への出張を含む数多くのカンファレンスや勉強会等の開催を通じて、「ディーラー」への密度の濃い「顧客サービス」を提供しているのである。こうした「ディーラー」を経由することによって、熊本中央病院の患者は、一定のスクリーニングを経た、中央病院の提供する医療サービスにふさわしい「質の高い」患者層となっているという。こうして、病院の「顧客」として、患者だけではなく「かかりつけ医」を考えるという、岩永前院長の発想は、きわめて戦略的なマーケティングとなっている。

**語録⑤**：「初対面の相手には、とりあえず、ガツンと一発先制パンチをお見舞いする」

＜解説＞この言葉は、その後に「そうしておいて、相手の反応を見る。これに反発して、食いついてくるようなやつなら見所がある。最初のパンチですぐ引き下がったり、迎合するようなやつはダメだ」と続く。こうしたやり方は、岩永前院長にいわせると、一種の「負荷検査」なのだという。「負荷検査」というのは、たとえば、心臓の機能を測定するのに、トレッド・ミル（いわゆるランニング・マシーン）の上を走ったり、階段の上り下りをしたりといった一定の運動負荷をかけた後に、心電図や血圧を測定するというものだ（運動負荷検査）。これによって、平常時や安静時ではわからない種々の健康上の問題点が明ら

かになる。人間の場合も同様で、当たりさわりのない話をしていては、相手の本質はつかめない。どうしても「ガツンと一発」負荷をかけて「検査」をする必要があるのだという。この言葉は、幕末に、吉田松陰が、久坂玄瑞と高杉晋作という後の松下村塾における両雄を見出したときの有名なエピソードを想い起こさせる。人を動かして何事かを達成するのがリーダーの役割であり、リーダーシップである。リーダーは、組織の内外から（使える）人材を見出さなければならない。人を見る「眼力」こそは、リーダーの有すべき大切な要件の一つである。しかしながら、こうした「眼力」は一朝一夕に身につくものではない。吉田松陰が、天才的な教育者として、その「人を見る眼」を有していたことはもちろんだが、松陰は常に実地にこれを試し、「ガツンと一発」先制パンチをくらわすことで、高杉晋作や久坂玄瑞という「奇士」を見出すことができた。岩永院長の「負荷検査」もおそらくこれと同じ意味を持っているといえるだろう。対人関係は組織の基本であるが、対人関係においてどこまで戦略的な姿勢が保てるかが、リーダーに求められる重要な資質の一つである。「ガツンと一発、先制パンチ」は、一見乱暴なようでいて、実は人間観察の基本を踏まえた、すぐれて戦略的な姿勢なのである。

**語録⑥：「病院経営は植木とは違う、熊本でうまくいったからといってよそへ移植などできない」**

＜解説＞これは、経営学でいう「経営戦略のコンテクスト依存性」という考え方に照応している。三品（2006）＊は、「ある時代に偉業を残した経営者が、別の時代に通用するとは思えない。その意味で、リーダーシップの有効性はコンテクストに依存する」としている。ここで、「コンテクスト（context）」というのは、もともと文脈とか文章の前後関係、脈絡といった意味だが、一般的な状況や背景、環境等を指す言葉である。リーダーシップの有効性は、こうしたコンテクストに依存する。つまり、リーダーシップというのはあくまでも属人的なものであり、いつでもどこでも通用するような「一般解」ではなく、その時代や場所に依存した「**特殊解**」なのである。まさに病院経営は、「植木を鉢を替えてよそへ移植するというのとは話が違う」というわけである。

---

＊三品和弘（2006）『経営戦略を問いなおす』ちくま新書

# 45 ケース・スタディ⑤：複合体経営ケース

## 1 複合体経営「ピュア・サポートグループ」の組織戦略と事業展開

　もう1つの医療機関経営ケースとして、いわゆる複合体経営の事例を取り上げよう。熊本中央病院と同じ熊本医療圏にありながら、まったく異なるポジショニング戦略と組織のあり方を追求している「ピュア・サポートグループ（PSG）」における組織戦略がそれである*。

### (1) ピュア・サポートグループの歴史：典型的な民間医療機関の発展過程

　PSGは、小山敬子現理事長の父上が熊本市内に設立した医療法人社団大浦会大浦病院（1961〔昭和36〕年個人診療所（外科医院）として開設、1976〔昭和51〕年医療法人化。最大病床数66床）、熊本敬愛病院（1977〔昭和52〕年開設。最大病床数137床）および老人保健施設博寿園（120床）をその前身としている。戦後の日本における民間医療機関の典型的な発展過程（医師による個人立診療所の開設→医療法人設立→病院への発展→複合体への展開）をたどってきた事例である。また、2000（平成12）年2月に後継者である2代目の現理事長に「代替わり」をしたという意味でも、日本の医療法人立・民間医療機関の一般的、典型的な推移を経てきており、わずか半世紀足らずの間に組織として大きな変貌を遂げてきている。

### (2) ピュア・サポートグループの組織戦略：「スモールイズビューティフル」

　1961年の個人立診療所設立以来、1997（平成9）年までの36年間は、グループとしての規模、ついで範囲の拡大が一貫して図られた時期であった。1980年代後半の医療計画による病床規制の導入までは、病院の新規開設や病床の増床という規模の拡大戦略が、そして病床規制導入後は、老人保健施設開設による事業範囲の拡大と複合体化戦略がとられてきた。いずれにしても、組織としては継続的な成長戦略がとられてきた時期であったといえる。これが大きく転換したのが、1999（平成11）年であり、この年以降は、病院については病床削減から最終的には1病院の閉院に至るとともに、介護を中心とした多様なサービスの多面的な展開が図られ、今日に至っている。熊本医療圏は、全国でも有数の医療「激戦区」であり、急性期医療を担う高機能病院が市内に目白押しの状況にある。また、

療養病床を有する病院も多数存在する。そうした中で、従来のような拡大戦略を継続することは困難であると考え、小山代表は、「スモールイズビューティフル：Small is beautiful.」という考えを基本として、医療施設自体については縮小、スリム化、重点化を図りつつ、介護、福祉等医療に隣接ないしは関連する領域に新たな事業の範囲を大きく広げていった。本格的な「複合体」への組織戦略の転換である。

## (3) 複合体経営における範囲の経済の追求

PSGは、現在、その中に、医療法人（大浦会）、社会福祉法人（照敬会）、有限会社（ひまわりくらぶ、カロリ庵、ケアベース）、NPO法人（ここへおいでよ）等を含む広範な複合体組織をとっている。そのうち、医療法人社団大浦会は、PSGの中核に位置する組織であり、メディカルケアセンターファインという病院（回復期リハビリテーション病棟42床、緩和ケア病棟21床）、介護老人保健施設おとなの学校本校（一般棟80床、認知症専門棟40床、通所リハビリテーション50人）およびメディカル・フィットネスクラブの他、居宅介護支援事業所、訪問看護ステーション、訪問介護ステーション、認知症通所介護施設、小規模多機能型居宅介護施設等の在宅支援のための事業所・施設を設置、運営している。社会福祉法人照敬会は、ケアハウスゆいの家（定員50名）および地域密着型の特別養護老人ホーム八角堂（定員29名）の運営に当たっている。さらに有限会社については、ひまわりくらぶが小規模多機能型居宅介護施設を3箇所、有料老人ホームを1箇所、高齢者向け優良賃貸住宅を1箇所設置運営している。また、カロリ庵は、コミュニティケアの一環として地域の配食サービス（おおうらさんちのおべんとう）を展開しているとともに、ケアベースは、ホスピスケアホーム、高齢者向け優良賃貸住宅、マンスリーマンションの設置運営を行っている。そして、NPO法人は、「知育・保育・学童」という観点から、児童の育成事業を展開している。

このように多種類の法人・組織によるPSGの広範囲な事業展開は、回復期・緩和ケアに特化した医療サービスの提供とともに、認知症対応を含む介護、各種のいわゆる「居住系サービス」、さらには配食や育児、フィットネスにまで及ぶ、文字どおり「**保健・医療・介護・福祉複合体**」として「**範囲の経済**」を体現している事例であると考えられる。医療施設については、上述のように「スモールイズビューティフル」という考え方に立って、規模の縮小および効率化を図りつつ、本来の中間施設としての役割を担う老人保健施設を中心に、隣接ないしは関連する分野については積極的な事業展開を図っている。まさに〔第35項〕でも言及した「医・食・住」とも呼ぶべき人間の生活の基本を幅広くおさえた上で、老人保健施設における「学び」にまで向けられた視線は、従来の狭義の医療機関経営という概念をはるかに超えているといえる。

---

＊本項の全体については、小山敬子（2008）『夢見る老人介護』くもん出版を参照。

# 最終試験問題

**(問1)** わが国における近年のいわゆる「医療崩壊」の原因は、長期にわたる医療費抑制と、医師数の抑制である。従って、医療費を増やし、医師数を増やせば、問題は解決する、という主張(いわゆる「多々ますます弁ず」論)があるが、これは正しいだろうか。あなたの考えを簡潔に述べなさい。

**(問2)** 次のような仮説的なA病院(県立)の経営について、設問に答えなさい。

注:以下のデータは、いずれも2009(平成21)年値とする

●簡略損益計算書(医業収支のみ)

| | | | |
|---|---|---|---|
| 外来収益 | 40.0億円 | 給与費 | 60.0億円 |
| 入院収益 | 41.5億円 | 材料費 | 25.5億円 |
| その他の医業収益 | 5.0億円 | 経費等 | 5.5億円 |
| 医業収益計 | 86.5億円 | 減価償却費 | 2.0億円 |
| | | 医業費用計 | 93.0億円 |

●関連データ

| | |
|---|---|
| 病床数 | 400床(一般病床)、40診療科 |
| 外来診療単価(1人1日当たり) | 7,500円 |
| 外来患者数(1日平均) | 1,800人 |
| 入院診療単価(1人1日当たり) | 35,000円 |
| 平均在院日数 | 22日 |
| 紹介率 | 25% |
| 病床利用率 | 80% |

(1) A病院の医業収支差額および医業収支率を計算しなさい。

(2) A病院の経営上の問題点を推測し、その改善策を提案しなさい。

**(問3)** わが国における医療機関経営を、一般の企業経営と比べて、経営リスクという観点から簡潔に論じなさい。

**(問4)** わが国の医療機関経営におけるリーダーシップのあり方について、一般の企業経営の場合と比べて、簡潔に論じなさい。

（問5）　わが国の医療については、近年マクロ的な医療費が増大し、医療保険財政が困難に陥る等大きな問題になっている一方で、ミクロ的には病院経営が「冬の時代」に入り、その経営が困難になってきているという主張も見られる。この一見矛盾しているように見える2つの事象（または主張）を論理整合的に説明しなさい。


（問6）　熊本中央病院の経営戦略のあり方について、ミッション・ビジョン・ストラテジーという観点から、簡潔に論じるとともに、当該戦略の他への適用可能性についてもあわせて論じなさい。


（問7）　ピュア・サポート グループの経営戦略のあり方について、特に老人保健施設および医療施設の位置付けを中心に簡潔に論じるとともに、当該戦略の他への適用可能性についてもあわせて論じなさい。

# 最終試験問題の解答と解説

○最終試験問題は、いずれも本書において扱ってきた基本的事項に基づく応用問題であり、該当箇所を参照して、自らの解答を作成していただきたい。以下は、あくまでもそのためのヒントないしは「参考」資料である。

○問1
・日本の医療費の水準（対経済水準比）が、国際的に見て、高くないのは事実〔第26項〕。
・日本の人口当たり医師数が、国際的に見て、多くないのも事実〔第23項〕。
　→ただし、両者はほとんど関係ない（日英米の比較、日加の比較等）。
・これは、結局、無際限のフリー・アクセス、自由開業制の下での勤務医の「立ち去り型サボタージュ」および無床診療所の急増現象をどう考えるかという問題であり、その背景には極端に労働節約型の医療提供体制の問題、「質より量」が重視されてきた医療サービス提供のあり方の問題等があると考えられる〔第23項〕。

○問2
（1）医業収支差額＝86.5－93.0＝△6.5億円、医業収支率＝86.5／93.0＝93％
（2）A病院は赤字病院であるが、その要因としては、損益計算書および関連データから次のような事項が推測される。
・入院収益の低さ（病床利用率は平凡で、入院診療単価が低い）
・在院日数、紹介率ともにふるわない。急性期医療と慢性期医療が混然とした形で行われており、経営戦略上のポジショニングが明確でないことが予想される。
・診療科数も病床規模に比べてかなり多い。
・外来患者数は多いが、外来診療単価は低い（診療所的機能が混在している可能性）。
・これらの結果もあり、人件費比率がかなり高くなっている（6割以上）。
・入院、外来診療単価の水準が低い割には、材料費比率が高い。
　→（改善策の提案例）
・中長期的対策：ポジショニングの明確化（急性期医療に特化するなら、外来医療の縮小、入院医療へのシフトが必要。診療科も得意分野に「選択と集中」を。また、県立病院としてのミッションをどう考えるか）
・短期的方策：人件費、材料費を中心としたコスト管理

○問3
〔第39項〕および〔第40項〕を参照しつつ、医療機関の経営リスクが一般企業と比べて大きい面と小さい面の両面があることを論述されたい。

○問4
〔第36項〕、〔第37項〕、〔第42項〕〜〔第45項〕を参照しつつ、医療機関経営におけるリーダーシップのあり方の特色について論述されたい。

○問5
〔第15項〕図8を使って、問題を考えてみる。その場合、まず、2つの事象(主張)が矛盾しているということについて、十分理解する必要がある。医療費は「診療報酬」として、全額保険者(資金の出し手)から医療機関(資金の受け手)に支払われている。その両方が赤字もしくは経営が苦しいなどということがどうして起こりうるのだろうか。ヒントとしては、資金の外部への流出の問題、さらに問5の問題文をよく読むと、「病院経営」と書かれており、「医療機関経営」ではないことに注意する必要がある。

経済成長率を上回る医療費増大→保険料収入を上回る医療費支出→保険者財政悪化。医療機関部門全体としては、他の条件を一定とすれば、支出(人件費、物件費等)を上回る収入(診療報酬収入)があり、財政は改善するはず。もしそうなっていないとすれば、その要因としては、①他部門(医薬・医療機器産業等)への資金流出、②条件変化(手厚い人員配置の要請等)、③医療機関部門全体は黒字でも、病院は赤字ということがありうる(診療所等が大幅黒字？)、④病院の中でも経営状況の格差が拡大、といったことが考えられよう。

○問6
〔第41項〕〜〔第44項〕を参照しつつ、熊本中央病院の基本的経営戦略のあり方を論述されたい。

○問7
〔第45項〕を参照しつつ、ピュア・サポート グループの基本的経営戦略のあり方を論述されたい。その際、特に本来の中間施設としての老人保健施設のあり方、機能をホスピスと回復期リハに絞った病院のあり方について言及することが望ましい。

# 索 引

## ●A～Z

CS（顧客満足）……………………82、83
DPC………………………………49、77
ES（従業員満足）…………………82、83
PPM（プロダクト・ポートフォリオ・マネジメント）……………………………16、17
publicly funded and privately delivered………………………26、57

## ●あ

アウトソーシング………………9、10、90
アルフレッド・チャンドラー……………10

## ●い

医・食・住……………………………79、101
一般病床………28、29、49、61、63、76、92
医療・介護費用のシミュレーション……60
医療過誤…………………………………91
医療関連サービス……………………32、35
医療機能に関する
　　情報の公表制度………………59、69
医療計画………31、33、55、57、59、60、
　　　　　　　62、68、69、70、72、77、89、100
医療事故……………………………58、91
医療制度改革大綱…………………62、64
医療制度構造改革………41、46、60、62、
　　　　　　　　　　　64、66、68、70、78
医療制度構造改革試案……………62、64
医療費適正化計画…………………60、65
医療法………24、27、28、35、54、59、62、
　　　　　　　63、64、69、70、71、89、94、97
医療崩壊……………………………25、50、58
医療法人の附帯業務……………………71

インフォームド・コンセント……………97

## ●え

営利………………………………2、31、35、89

## ●お

OTC薬……………………………………32
オペレーション効率の改善……………12、13

## ●か

介護保険制度………5、39、41、43、57、62
可視化……………………………………77
価値（バリュー、Value）………6、14、80、82
金のなる木…………………………16、17
ガバナンス………………………………27
患者中心の医療……………………31、82
間接金融…………………………………35
感染症病床………………………………29

## ●き

企業特殊…………………………………23
機能評価係数……………………………49
機能分化と連携………55、58、59、
　　　　　　　　　　　70、78、93、94
基本方針………………7、50、62、64、66、70
急性期特定病院……………………76、77
協会健康保険……………………………44
協会けんぽ………………………………38、46
供給業者の交渉力…………………30、32、33
共済組合…………………………38、44、92、93
居住系サービス………29、67、73、79、101

## ●け

ケア・ミックス……………………28、76
経営戦略のコンテクスト依存性………99

経験効果……………………………… 16
結核病床……………………………… 29
健康保険組合……………………… 33、44
憲法第25条…………………………… 39

● こ

広域連合…………………………… 47、66
高額療養費制度……………………… 45
後期高齢者………………………… 47、66
後期高齢者医療広域連合…………… 66
後期高齢者医療制度………… 38、45、47、
62、65、66、72、73
公租公課………………………… 42、51、88
公的医療機関……………… 26、27、28、56
公法人……………………………… 46、66
顧客…………………… 14、19、30、31、82、98
顧客の交渉力……………………… 30、31
国民医療費…………………… 40、41、42、
43、45、51、65、88
国民皆保険……………………… 44、45、57、58
国民皆保険・皆年金………………… 39
国民健康保険団体連合会…………… 48
混合診療………………………… 14、67、90
混合診療の拡大……………………… 90
混合診療の禁止……………………… 67

● さ

在宅療養支援診療所……………… 68、79
差別化戦略…………………………… 14
「三方一両損」の改革………………… 63

● し

事業部制組織…………………… 11、18、19
史上初の診療報酬(本体)マイナス改定‥63
市町村国民健康保険………………… 44

失敗の本質………………………… 5、13
資本集約的＝労働節約的………… 52、68
社会医療法人……………………… 69、71
社会保険……………………… 5、26、27、28、
38、39、42、45、88
社会保険診療報酬支払基金………… 48
社会保障……………………… 5、38、39、42、69
社会保障給付費…………………… 40、42、43
社会保障国民会議……………… 60、61、77、79
社会保障審議会・医療部会および
　医療保険部会…………………………… 50
消費者主権…………………………… 31
情報開示………………………… 27、31、59
情報の非対称性………………… 31、59、97
職能別(制)組織…………………………… 18
新規参入の脅威…………………… 30、31
診療報酬‥14、22、34、41、45、48、49、50、
51、54、59、62、63、65、68、72、77、88、96
診療報酬点数表……………………… 49

● す

ステーク・ホルダー……………… 34、63
ストラテジー(Strategy)……3、7、8、94、95

● せ

生活習慣病………………………… 61、65
精神病床…………………………… 28、29
製品(サービス)差別化……………… 14
政府管掌健康保険………………… 46、66
前期高齢者………………………… 47、66
前期高齢者医療制度……………… 47、65
1950(昭和25)年の社会保障制度審議会
　勧告………………………………… 38
全国健康保険協会……………… 44、46、66
戦術………………………… 2、3、4、5、7、13

戦争論……………………………………3
全体最適………………………………22
選択と集中………………… 60、79、92、93
選定療養…………………………51、67
戦略……2、3、4、5、6、7、9、10、11、12、13、
　　14、16、17、19、20、29、46、48、59、76、78、
　　79、90、92、93、95、97、98、99、100、101
戦略の失敗は戦術では補えない…2、3、13

### ●そ

総報酬制…………………………………63
組織… 3、5、6、7、9、10、11、13、18、19、20、
　　22、23、24、25、26、27、28、29、32、80、
　　81、82、84、90、94、95、98、99、100、101
組織は戦略に従う ……………9、10、20

### ●た

第5次医療法改正……………27、59、70
代替製品・サービスの脅威………30、32
第4次医療法改正………………………63
タコツボ化………………… 22、23、82

### ●ち

地域医療支援病院………………………94
地域完結型医療………………… 60、77
地域連携クリティカルパス ……………68
チャンドラーの命題…………10、11、20
中央社会保険医療協議会……33、50、67
調整係数…………………………………49

### ●て

出来高払い………………… 48、49、54
適用除外…………………………………44

### ●と

特殊解……………………………………99
特定健康診査……………………………65
特定保健指導……………………………65
特定療養費………………………… 65、67
取引費用……………………………9、10
トレードオフ………………………12、13

### ●な

7対1看護………………… 59、68、77、93

### ●ね

「ネガティブリスト」方式……………69
値決め………………………… 88、90、96
値決めが経営……………………………96

### ●の

野中郁次郎………………………………5

### ●は

花形（スター）……………………16、17
範囲の経済……………………………101
範囲の経済性………………………78、79

### ●ひ

非営利原則………………………………28
ビジョン（Vision）……… 6、7、8、60、79、
　　80、92、94、95、97
病院機能評価……………………………7
評価療養…………………………………67
被用者保険制度…………………………44
標準化……………………………… 49、79

### ●ふ

ファイブ・フォース ………… 30、32、33

不確実性·················10、85、86
複合体··········11、19、22、28、29、35、
　　　　　　73、76、78、79、100、101
部分最適·····················22
ブランドの差別化···············15
フリー・アクセス············55、58
プロダクト・ポートフォリオ・マネジメント
　（PPM）················16、17
分業と調整····················10

●へ

ベンチ・マーキング··············77

●ほ

保健・医療・介護・福祉複合体·····78、101
保険外併用療養費······15、51、65、67、96
ポジショニング論··········12、13、76、97
「ポジティブリスト」方式············69
補助的サービスの差別化············15

●ま

マイケル・E・ポーター········12、13、14、
　　　　　　　　　30、32、33、97
マグネット・ホスピタル········15、83、84
マクロ·················3、26、52、90
負け犬························17
マッチング·····················25
マトリックス組織···········18、19、20、22

●み

ミクロ···················3、26、52
ミッション（Mission）·······6、7、8、79、80、
　　　　　　　　　81、92、94、95、97
ミッション、ビジョン、ストラテジー
　（MVS）·····················7、8、94

●む

無床診療所······················54

●め

メディカル・ツーリズム·············89

●も

問題児······················16、17

●ゆ

有床診療所···················54、55

●よ

4疾病5事業················59、69、70、77

●り

リーダーシップ··········8、24、68、80、81、
　　　　　　　　　82、84、92、94、96、99
リスク···············39、63、78、79、85、
　　　　　　　　　86、87、88、89、90、91、96
リスク・マネジメント············85、86、
　　　　　　　　　87、88、90、91
療養病床·········28、29、41、49、59、63、
　　　　　　　　　65、67、68、72、78、79、101
臨床研修必修化···················25

●れ

レセプト························48

●ろ

老人保健制度·················47、62、63
ロナルド・コース····················9

### 著者紹介

**尾形　裕也**（おがた・ひろや）

1952年兵庫県神戸市生まれ。東京大学工学部・経済学部卒業後、1978年厚生省入省。厚生省年金局、OECD事務局（パリ）、厚生省大臣官房、保健医療局、保険局、健康政策局課長補佐、在ジュネーブ日本政府代表部一等書記官、千葉市衛生局長、厚生省看護職員確保対策官、国家公務員共済組合連合会病院部長、国立社会保障・人口問題研究所部長等を経て、2001年より九州大学大学院医学研究院教授（医療経営・管理学専門職大学院）。主要著書に、『21世紀の医療改革と病院経営』（日本医療企画・吉村賞）、『志なき医療者は去れ：岩永勝義、病院経営を語る』（MASブレーン）、共編著『医療制度改革と保険者機能』（東洋経済新報社）、『次世代型医療制度改革』（ミネルヴァ書房）等。

『医療経営士テキストシリーズ』　総監修

**川渕　孝一**（かわぶち・こういち）

1959年生まれ。1983年、一橋大学商学部卒業後、民間病院を経て、1986年、シカゴ大学経営大学院でMBA取得。国立医療・病院管理研究所、国立社会保障・人口問題研究所勤務、日本福祉大学経済学部教授、日医総研主席研究員、経済産業研究所ファカルティ・フェローなどを経て、現在、東京医科歯科大学大学院教授。主な研究テーマは医療経営、医療経済、医療政策など。『第五次医療法改正のポイントと対応戦略60』『病院の品格』（いずれも日本医療企画）、『医療再生は可能か』（筑摩書房）、『医療改革～痛みを感じない制度設計を～』（東洋経済新報社）など著書多数。

# REPORT

# REPORT

医療経営士●上級テキスト1

病院経営戦略論──経営手法の多様化と戦略実行にあたって

2010年10月20日　初版第1刷発行

著　　者　尾形　裕也
発 行 人　林　　諄
発 行 所　株式会社 日本医療企画
　　　　　〒101-0033　東京都千代田区神田岩本町4-14　神田平成ビル
　　　　　TEL 03-3256-2861（代）　http://www.jmp.co.jp
　　　　　「医療経営士」専用ページ　http://www.jmp.co.jp/mm/
印 刷 所　図書印刷 株式会社

ⒸHIROYA OGATA 2010,Printed in Japan
ISBN978-4-89041-928-9 C3034　　　　定価は表紙に表示しています
※本書の全部または一部の複写・複製・転訳載等の一切を禁じます。これらの許諾については小社までご照会ください。

# 『医療経営士テキストシリーズ』全40巻

## ■ 初 級・全8巻
- （1）医療経営史 —— 医療の起源から巨大病院の出現まで
- （2）日本の医療行政と地域医療 —— 政策、制度の歴史と基礎知識
- （3）日本の医療関連法規 —— その歴史と基礎知識
- （4）病院の仕組み／各種団体、学会の成り立ち —— 内部構造と外部環境の基礎知識
- （5）診療科目の歴史と医療技術の進歩 —— 医療の細分化による専門医の誕生
- （6）日本の医療関連サービス —— 病院を取り巻く医療産業の状況
- （7）患者と医療サービス —— 患者視点の医療とは
- （8）生命倫理／医療倫理 —— 医療人としての基礎知識

## ■ 中 級[一般講座]・全10巻
- （1）医療経営概論 —— 病院の経営に必要な基本要素とは
- （2）経営理念・ビジョン／経営戦略 —— 経営戦略実行のための基本知識
- （3）医療マーケティングと地域医療 —— 患者を顧客としてとらえられるか
- （4）医療ITシステム —— 診療・経営のための情報活用戦略と実践事例
- （5）組織管理／組織改革 —— 改革こそが経営だ！
- （6）人的資源管理 —— ヒトは経営の根幹
- （7）事務管理／物品管理 —— コスト意識を持っているか？
- （8）財務会計／資金調達（1）財務会計
- （9）財務会計／資金調達（2）資金調達
- （10）医療法務／医療の安全管理 —— 訴訟になる前に知っておくべきこと

## ■ 中 級[専門講座]・全9巻
- （1）診療報酬制度と請求事務 —— 医療収益の実際
- （2）広報・広告／ブランディング —— 集患力をアップさせるために
- （3）部門別管理 —— 目標管理制度の導入と実践
- （4）医療・介護の連携 —— これからの病院経営のスタイルは複合型
- （5）経営手法の進化と多様化 —— 課題・問題解決力を身につけよう
- （6）創造するリーダーシップとチーム医療 —— 医療イノベーションの創発
- （7）業務改革 —— 病院活性化のための効果的手法
- （8）チーム力と現場力 —— "病院風土"をいかに変えるか
- （9）医療サービスの多様化と実践 —— 患者は何を求めているのか

## ■ 上 級・全13巻
- （1）病院経営戦略論 —— 経営手法の多様化と戦略実行にあたって
- （2）バランスト・スコアカード（BSC）／SWOT分析
- （3）クリニカルパス／地域医療連携
- （4）医工連携 —— 最新動向と将来展望
- （5）医療ガバナンス —— クリニカル・ガバナンスとホスピタル・ガバナンス
- （6）医療品質経営 —— 患者中心医療の意義と方法論
- （7）医療情報セキュリティマネジメントシステム（ISMS）
- （8）医療事故とクライシス・マネジメント
- （9）DPCによる戦略的病院経営 —— 急性期病院に求められるDPC活用術
- （10）経営形態 —— その種類と選択術
- （11）医療コミュニケーション —— 医療従事者と患者の信頼関係構築
- （12）保険外診療／附帯業務 —— 自由診療と医療関連ビジネス
- （13）介護経営 —— 介護事業成功への道しるべ

※タイトル等は一部予告なく変更する可能性がございます。